U0364193

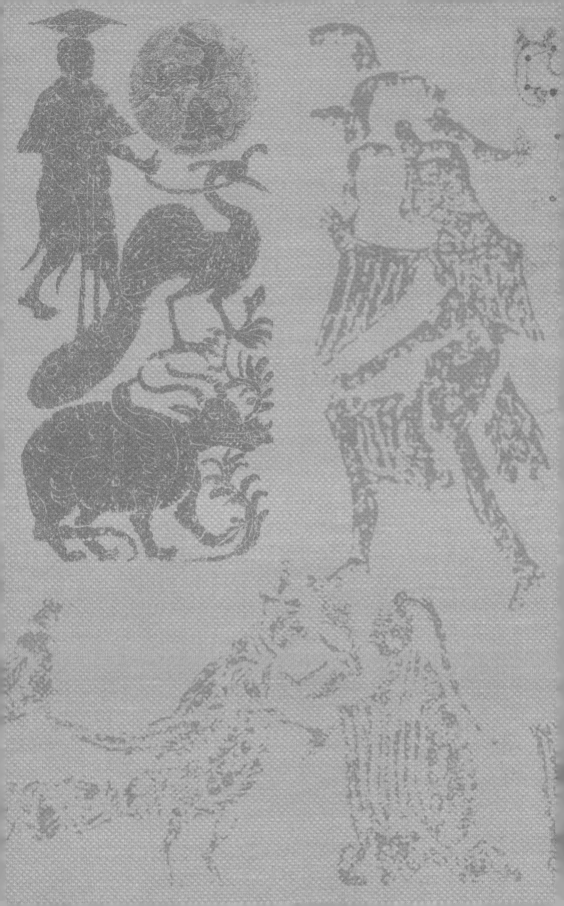

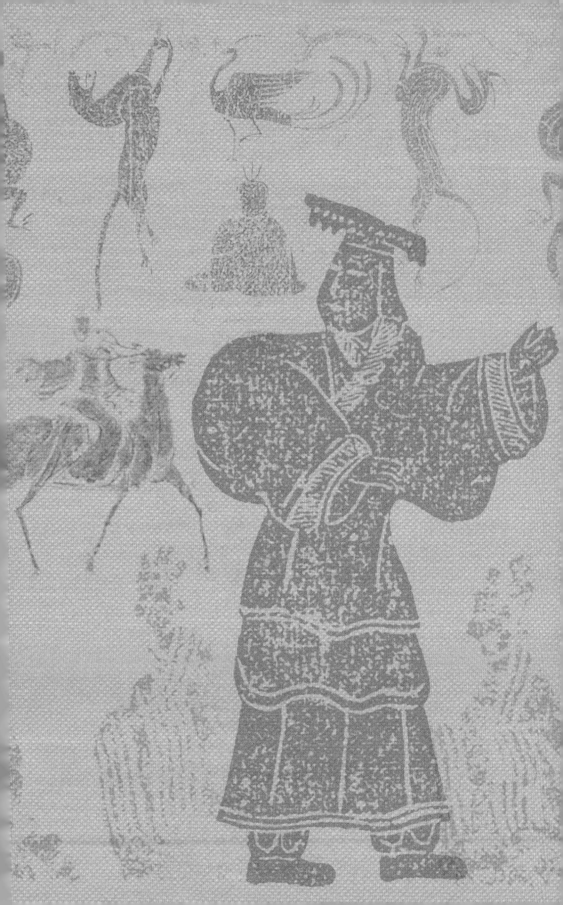

中国古医籍整理丛书（续编）

医理发明

清·黄元吉　编辑

胡方林　杨艳红　校注

邱舒月　申旭辉　金梦婷　罗元珍　何　健　参校

全国百佳图书出版单位
中国中医药出版社
·北 京·

图书在版编目（CIP）数据

医理发明 /（清）黄元吉编辑；胡方林，杨艳红校注 . -- 北京：中国中医药出版社，2024. 8. --（中国古医籍整理丛书）

ISBN 978-7-5132-8901-6

I. R2-52

中国国家版本馆 CIP 数据核字第 2024J84R11 号

中国中医药出版社出版

北京经济技术开发区科创十三街 31 号院二区 8 号楼

邮政编码　100176

传真　010-64405721

北京盛通印刷股份有限公司印刷

各地新华书店经销

开本 710×1000　1/16　印张 18　字数 202 千字

2024 年 8 月第 1 版　2024 年 8 月第 1 次印刷

书号　ISBN 978 - 7 - 5132 - 8901 - 6

定价　79.00 元

网址　www.cptcm.com

服 务 热 线　010-64405510

购 书 热 线　010-89535836

维 权 打 假　010-64405753

微信服务号　zgzyycbs

微商城网址　https://kdt.im/LIdUGr

官 方 微 博　http://e.weibo.com/cptcm

天猫旗舰店网址　https://zgzyycbs.tmall.com

如有印装质量问题请与本社出版部联系（010-64405510）

前　言

　　中医药古籍是中华优秀传统文化的重要载体，也是中医药学传承数千年的知识宝库，凝聚着中华民族特有的精神价值、思维方法、生命理论和医疗经验，也是现代中医药科技创新和学术进步的源头和根基。保护好、研究好和利用好中医药古籍，是弘扬中华优秀传统文化、传承中医药学术、促进中医药振兴发展的必由之路，事关中医药事业发展全局。

　　中共中央、国务院高度重视中医药古籍保护与利用，有计划、有组织地开展了中医药古籍整理研究和出版工作。特别是党的十八大以来，一系列中医药古籍保护、整理、研究、利用的新政策相继出台，为守正强基础，为创新筑平台，中医药古籍事业迈向新征程。《中共中央 国务院关于促进中医药传承创新发展的意见》《关于推进新时代古籍工作的意见》《"十四五"中医药发展规划》《中医药振兴发展重大工程实施方案》等重要文件均将中医药古籍的保护与利用列为工作任务，提出要加强古典医籍精华的梳理和挖掘，推进中医药古籍抢救保护、整理研究与出版利用。国家中医药管理局专门成立了"中医药古籍工作领导小组"，以加强对中医药古籍保护、整理研究、编辑出版以及古籍数字化、普及推广、人才培养等工作的统筹，持续推进中医药古籍重大项目的规划与组织。

2010年，财政部、国家中医药管理局设立公共卫生资金专项"中医药古籍保护与利用能力建设项目"。2018年，项目成果结集为《中国古医籍整理丛书》正式出版，包含417种中医药古籍，内容涵盖了医经、基础理论、诊法、伤寒金匮、温病、本草、方书、内科、外科、女科、儿科、伤科、眼科、咽喉口齿、针灸推拿、养生、医案医话医论、医史、临证综合等门类，时间跨越唐、宋、金元、明以迄清末，绝大多数是第一次校注出版，一批孤本、稿本、抄本更是首次整理面世。第九届、第十届全国人大常委会副委员长许嘉璐先生听闻本丛书出版，欣然为之作序，对本项工作给予高度评价。

2020年12月起，国家中医药管理局立项实施"中医药古籍文献传承专项"。该项目承前启后，主要开展重要古医籍整理出版、中医临床优势病种专题文献挖掘整理、中医药古籍保护修复与人才培训、中医药古籍标准化体系建设等4项工作。设立"中医药古籍文献传承工作项目管理办公室"，负责具体管理和组织实施、制定技术规范、举办业务培训、提供学术指导等，全国43家单位近千人参与项目。本专项沿用"中医药古籍保护与利用能力建设项目"形成的管理模式与技术规范，对现存中医药古籍书目进行梳理研究，结合中医古籍发展源流与学术流变，特别是学术价值和版本价值的考察，最终选定40种具有重要学术价值和版本价值的中医药古籍进行整理出版，内容涉及伤寒、金匮、温病、诊法、本草、方书、内科、外科、儿科、针灸推拿、医案医话、临证综合等门类。为体现国家中医药古籍保护与利用工作的延续性，命名为《中国古医籍整理丛书（续编）》。

当前，正值中医药事业发展天时地利人和的大好时机，中医药古籍工作面临新形势，迎来新机遇。中医药古籍工作应紧紧围绕新时代中医药事业振兴发展的迫切需求，持续做好保护、整理、研究与利用，努力把古籍所蕴含的中华优秀传统文化的精神标识和具有当代价值、世界意义的文化精髓挖掘出来、提炼出来、展示出来，把中医药这一中华民族的伟大创造保护好、发掘好、利用好，为建设文化强国和健康中国、助力中国式现代化、建设中华民族现代文明、实现中华民族伟大复兴贡献更大力量。

中医药古籍文献传承工作项目管理办公室

2024 年 3 月 6 日

许序

"中医"之名立，迄今不逾百年，所以冠以"中"字者，以别于"洋"与"西"也。慎思之，明辨之，斯名之出，无奈耳，或亦时人不甘泯没而特标其犹在之举也。

前此，祖传医术（今世方称为"学"）绵延数千载，救民无数；华夏屡遭时疫，皆仰之以度困厄。中华民族之未如印第安遭染殖民者所携疾病而族灭者，中医之功也。

医兴则国兴，国强则医强。百年运衰，岂但国土肢解，五千年文明亦不得全，非遭泯灭，即蒙冤扭曲。西方医学以其捷便速效，始则为传教之利器，继则以"科学"之冕畅行于中华。中医虽为内外所夹击，斥之为蒙昧，为伪医，然四亿同胞衣食不保，得获西医之益者甚寡，中医犹为人民之所赖。虽然，中国医学日益陵替，乃不可免，势使之然也。呜呼！覆巢之下安有完卵？

嗣后，国家新生，中医旋即得以重振，与西医并举，探寻结合之路。今也，中华诸多文化，自民俗、礼仪、工艺、戏曲、历史、文学，以至伦理、信仰，皆渐复起，中国医学之兴乃属必然。

迄今中医犹为国家医疗系统之辅，城市尤甚。何哉？盖一则西医赖声、光、电技术而于 20 世纪发展极速，中医则难见其进。二则国人惊羡西医之"立竿见影"，遂以为其事事胜于中医。然西医已自觉将入绝境：其若干医法正负效应相若，甚或负远逾于正；研究医理者，渐知人乃一整体，心、身非如中世纪所认定为二对立物，且人体亦非宇宙之中心，仅为其一小单位，与宇宙万象万物息息相关。认识至此，其已向中国医学之理念"靠拢"矣，虽彼未必知中国医学何如也。唯其不知中国医理何如，纯由其实践而有所悟，益以证中国之认识人体不为伪，亦不为玄虚。然国人知此趋向者，几人？

国医欲再现宋明清高峰，成国中主流医学，则一须继承，一须创新。继承则必深研原典，激清汰浊，复吸纳西医及我藏、蒙、维、回、苗、彝诸民族医术之精华；创新之道，在于今之科技，既用其器，亦参照其道，反思己之医理，审问之，笃行之，深化之，普及之，于普及中认知人体及环境古今之异，以建成当代国医理论。欲达于斯境，或需百年欤？予恐西医既已醒悟，若加力吸收中医精粹，促中医西医深度结合，形成 21 世纪之新医学，届时"制高点"将在何方？国人于此转折之机，能不忧虑而奋力乎？

予所谓深研之原典，非指一二习见之书、千古权威之作；就医界整体言之，所传所承自应为医籍之全部。盖后世名医所著，乃其秉诸前人所述，总结终生行医用药经验所得，自当已成今世、后世之要籍。

盛世修典，信然。盖典籍得修，方可言传言承。虽前此 50 余载已启医籍整理、出版之役，惜旋即中辍。阅 20 载再兴整理、出版之潮，世所罕见之要籍千余部陆续问世，洋洋大观。

今复有"中医药古籍保护与利用能力建设"之工程，集九省市专家，历经五载，董理出版自唐迄清医籍，都400余种，凡中医之基础医理、伤寒、温病及各科诊治、医案医话、推拿本草，俱涵盖之。

　　噫！璐既知此，能不胜其悦乎？汇集刻印医籍，自古有之，然孰与今世之盛且精也！自今而后，中国医家及患者，得览斯典，当于前人益敬而畏之矣。中华民族之屡经灾难而益蕃，乃至未来之永续，端赖之也，自今以往岂可不后出转精乎？典籍既蜂出矣，余则有望于来者。

　　谨序。

第九届、十届全国人大常委会副委员长

许嘉璐

二〇一四年冬

许序

三

校注说明

　　《医理发明》为清代医家黄元吉所编辑。本书又名《医理不求人》，成书于清道光十三年癸巳（1833年）。黄元吉，字济川，四川省彭州市人，生于清乾隆四十七年（1782年），卒年不详。幼读儒书，屡试不第，遂业医。游历十省，于楚得受李先生之传，而医理大通。黄氏以《黄帝内经》《伤寒论》为主旨，博采百家之长，并结合二十余年临床经验，集为是书。本书不但对阴阳气血理论、六经八纲辨证、治则治法等基本理论有独到的见解，在医学理论、治病原则及遣方用药等方面发挥颇多，且收录了不少秘传良药验方。本书所载医案辨证精确，用药灵活，见解独到，对中医理论的学习和临床实践都有指导意义。

　　本书现存版本有清道光十三年癸巳（1833年）刻本、清道光十七年丁酉（1837年）什邡广济堂刻春林堂重修本、清光绪三十四年戊申（1908年）刻本。其中，什邡广济堂刻春林堂重修本内容完整，错误较少，校刻精当，故选为底本。同时，以《素问》等为他校本。

　　本次整理力求保存著作之原貌，参以本校、他校和理校。具体校注原则说明如下：

　　1.底本为繁体竖排，现改为简体横排，采用现代标点。底本中代表前后文的"右""左"，径改为"上""下"。凡引用文字，不标引号，只在其前标冒号。

　　2.原书目录错漏较多，现据正文标题和内容对其进行校改和重新编排，不出校注。

3.原书各卷卷名前有"医理发明"等，此次整理一律删去。

4.底本疑有误，据上下文可以理校，则改正并出注。

5.底本引用他书文献，凡不悖医理、文义的，不予校勘。

6.底本中通假字首见出注；异体字、古今字均径改为通行之简体字，不出校记。

7.涉及中医药名词术语等不规范用字，如"石羔"改为"石膏"，"硃砂"改为"朱砂"，"远智"改为"远志"等，均按现行规范用法径改，不出注。

8.底本有脱文，则以"□"按所脱字数一一补入，不出注；底本有脱页，出注。

9.底本中凡涉及"症"，如"三阳经表症"等，忠于原著，均不予校正，不出注。

由于整理者水平有限，校点中难免存在缺点和错误，敬请指正。

胡方林　杨艳红

2024 年 6 月

张 序

著书难，著医书尤难。曷难乎尔？其理细，其责重，其用切也。脉之浮沉迟数，根于脏腑而协于阴阳，故曰细。药之温凉升降，酌于分两，而关于死生，故曰重。无大小有之，无内外有之，无贫富有之，故曰切。业是术者，慎哉。至笔之于书，非一时一世之事，是在以菩萨之心，兼神仙之术，精之又精，审之又审，不可以文字虚声掉也。道光十三年春，黄生济川执贽来问字，长身鹤立。越年五十二矣，叩其学甚博雅，所谈论亦多吻合。先是生为童子时，试辄冠其曹，然亦旋报罢，遂弃之，习岐黄业，已挟其术，游楚之荆、襄、武、黄，复游吴、越、燕、赵。所遇多高人奇士，故所业益进泊乎。返掉于武黄荆宜也，驻最久，一时贤士大夫，尤乐与之游，不肯舍去。既归，约计离家十八年云。生善吟，迩来益喜为举子业，每课亦益进。与余谈文讲艺之暇，出所辑脉诀、药性、医案各册，示余。细阅之，皆悉心斟酌经手效验者。余尝谓天生一人，必有一人之用，惟各尽其识力之所至，即为世上不可少之人，非区区为富贵利达计也。黄生绌于试而遂于医，似默默中有主之者，而未尝以此傲人，人尤敬之，此足觇德性之厚矣。生坦直，有来学者，尽告之，唯恐不尽也。同志将刻其书，属余叙其原始如此。

文林郎晋阶儒林郎原任顺天府宛平县知县汉州
讲道书院山长抱阳友人张怀泗拜撰

周 序

　　黄子济川，彭门人也。幼读儒书，长试冠军不第，遂业医。游历吴、越、燕、赵，于楚得受李先生之传，而医理大通。及归，计在外十有八载，经过十省。闲时辑有脉诀、药性、医案各册，皆阅历经验者也。癸巳岁，移居什邑之高家山。年五十余矣，始与愚交。甫识面，见其状貌魁伟，倜傥不羁，迥非世俗中人。久之，领其言论，凡山川之名胜、前贤之遗迹，一一能详道之。其为人，由不戚戚于贫贱，不汲汲于富贵，卓然有儒雅风焉。一时贤人君子，乐与之游。今秋，出所作诗文及前所辑医书示愚，披览之下，始知济川工诗能文，不独精于医也。且医之理微，关系至重，苟考核非真，而笔之于书，其贻害可胜言哉。济川参阅百家方论，历二十余年，将诊脉治症经验证案，一一精详著载，其用心斯道诚苦矣。昔程子云，事亲者，不可不知医，不得方书秘术，其奚以知医、奚以事亲乎？夫医者，济世之术，岂独事亲云乎哉？而济川以医之书传世，更济世于无穷也。虽博学多闻，于百家技艺，无不通晓，原不仅以一医见长，而世即以医为济川之长也，故劝刻其书，以公诸世。愚不揣谫陋，而为之叙云。

　　　　儒林郎候选儒学正堂什邡方亭书院山长友生叶瑞周鸣岐拜

郑 序

夫医者，意也，理也。济川幼读儒书，因未遂，即就医。习数年，得其医。游燕、赵、吴、越，北上三次，功名未遂志，复游楚之武汉、黄、长、岳、荆、襄、宜十余载。交游者，皆文诗博士。岐黄业益精，常愈人所不愈之疾，于是所信者众，所从者多。道光十二年春，归里。闭户潜修，立晚成念。十三年春，余室人病，累治不效，邀先生诊，数药而瘥。见其品学兼优，出言谦逊，请谈其医，头头是道，非庸俗泛言。后阅其所集脉诀、经验、方案、文诗，余深慕之。夏五月，余以第五子，年三十余，从事半年能诊，一年得其全受。次年春，邀先生诊者甚繁，游门下者，徐徐而来。济川以大公之心为心，凡求诊者，不计贫富老幼，预告吉凶，不枉费人资，并赠以应病丸散膏丹。来学者，循循善诱，无隐乎尔。然犹不废其学，亲友门人，劝刻其书，以为济世津梁。嘱余叙。余知其先生之济世者以医，先生之志则不仅于医矣。

什邡庠生年八十世兄郑心侨拜撰

自 序

医道之传，考史记三皇本纪，自神农辨百草，一日而遇七十毒，神而化之，天下始有医药。《内经》一书，而说隐微难晓，未知果出于皇帝否？窃维天之生人以配三才，草昧初开，有天地而后有人，有人而后有医药，是以见天地爱人之甚也。周礼天官，命医师掌医之政令，聚毒药以供医事。凡邦之有疾病者，使医分而治之，十全为上，十失其一二者次之，失其四者为下矣。医师之外，又有食医、疾医、疡医。食医者，掌调和饮食，以养中和之气，则疾不生。孔子不时不食，色恶不食，正此意也。疾医者，掌万民之疾病，天地和而四时顺，使疾医察时气、明寒暑以治之。若春行冬令，秋行夏令，冬有愆阳，夏有伏阴，春有凄风，秋有苦雨，天气反而疠疾生，宜从阴阳之变以治之。疡医者，治身伤疮疡，即今之外科也。于是知神农辨百草者，因病用药也。故书云：若药不暝眩，厥疾不瘳。盖立方，起自汉时张长沙先生，长沙之方自汉至今，沧海桑田，几经变迁，其书难免错简。其后有叔和，自著《难经》《脉诀》，诵其言觉有意，按其实则支篱。穷理之士以理揣之，愈求愈渺，无可适从，由此弃其业者多矣。其余稍识数行，大理未明，借此荒渺欺人，以讹传讹，问其实据，一无可答。即如成无己、刘河间、朱丹溪、钱仲阳、喻嘉言、张景岳、舒驰远、冯兆张，及一切百家方论，皆各有主。有志医道者，阅过百家方书之中，果得其为法者，原可遵用，恐难得法者，何妨自主。古人有药不执方，合宜而用之谓也。愚何人哉，敢言立方？惟因受李先生传，参阅百家方论，加阅历二十余年，将诊脉治症经验证案

——存积，不致误人耳。所存诸症方案，倘有未曾经验，而假托以欺世盗名者，使子子孙孙不能昌达。愚自习医以来，东西南北经过十省，地土寒热尽皆经历，大小难易之症，除不治外，无不治愈。愚本系庸才，未敢以一己之见为是，为诸知己并门人等，见其有据，愿付梨枣。因请高明政之，亦不负生平苦心也。

　　疾医辑注，以心肝脾肺肾为五气，言五气可以贯通为一气，周流于身，并未言及心肝脾肺肾，各有一气也。而叔和《难经》，专言各脏腑大小长短之形，又言脉以左心小肠肝胆肾、右肺大肠脾胃命。窃维五脏六腑之气，既是一气贯通，经络脉道，岂有左右之分？盖心居中，肺居其上，心通左，肺通右，以理推详，难为准则。即《内经》亦皆言五脏六腑之形，并未言五脏六腑之主治、气血之偏胜。所以圣贤亦未言及此。大凡天之元气，原无形迹，而四时行，百物生，春夏秋冬，暑往寒来，可以为据，以此论之。而叔和《难经》《脉诀》，无有据也。天下言此者，尽是痴人说梦，谁能得其大旨哉？愿高明清夜静思，凡遇有谈叔和《难经》《脉诀》，并《四材脉诀》《黄帝内经》者，请指其确据，从何得见。愚之好辨不好辨，自可见矣。然圣人作易，大哉乾元，万物资始；至哉坤元，万物资生。是以见天地之生物不外乎阴阳，人之有生不离乎气血。又曰亢龙有悔，阳之极也，龙战于野，阴之极也。太过不及，脉将变矣。中和煦煦，长享天年。诚能以此推求，则天地人，无二理也，医不明此，无言医矣。若脉以浮沉迟数，症以虚实表里、七情六郁，辨其阴阳，方以合宜而用，不执成方，此是依乎中庸。知此以为医，庶无愧于心乎，无愧于医乎。倘以无凭之脉，无据之法，专以成方谬脉为用者，乃是素隐行怪、造孽之徒，不惟不问其医，即其心亦不必问矣。

心术人品，医家根本

夫医者，大道也，冠百艺焉，上诊君相，下愈其民，登高堂入内室，非他术可比。业斯道者，既习其业，必先要正其心，端其品，怀其仁，无贪饮，以人之父母兄弟为己之父母兄弟，以人之妻子儿女为己之妻子儿女，以仁存心，不专于利，以命为重，不为酒困。如此然后可为斯道矣，倘若不正其心，不端其品，不怀其仁，以酒为事，不以人之父母兄弟为己之父母兄弟，不以人之妻子儿女为己之妻子儿女，以利为念，好酒贪杯，此等辈多有误人。盖人虽可欺，上天终有所报。医之为医，能存是心，天必佑之子子孙孙，永世其昌。

目　录

卷之一

论脉总诀 ……………… 一

论浮脉主病 …………… 一

论沉脉主病 …………… 二

论迟脉主病 …………… 二

论数脉主病 …………… 二

论寸、关、尺三部脉 …… 三

浮脉主病方论 ………… 三

沉脉主病方论 ………… 五

迟脉主病方论 ………… 六

数脉主病方论 ………… 七

论心肝脾肺肾 ………… 八

论"阴阳和平而万物育，
　　阴阳偏胜万物病"推养
　　生治病之理 ………… 九

论男女大小病宜分别
　　不宜分别法 ………… 一〇

论治病不必拘定春宜小寒
　　夏宜大寒秋宜微温冬宜
　　大温诸法 …………… 一一

论发热恶寒之辨以明内伤
　　外感 ………………… 一一

论用药无过缓 ………… 一二

论治病无太急 ………… 一二

论治病用药合式 ……… 一二

论服药不受吐出再服 … 一三

论头痛 ………………… 一三

论胃 …………………… 一五

论大肠 ………………… 一五

论小肠 ………………… 一七

论舌虚实 ……………… 一八

论咳嗽 ………………… 二一

卷之二

论吐血下血 …………… 二三

论哮吼 ………………… 二三

论鼻 …………………… 二四

论噎膈反胃不同 ……… 二五

论咽喉 ………………… 二六

论肿 …………………… 二八

论下痢 ………………… 二九

论疟疾 ………………… 三一

论霍乱呕吐 …………… 三五

论上吐下泄 …………… 三六

论汗并收汗止汗 ……… 三七

论发汗 …………… 三八
论饮雪水冷水 …………… 三九
论热 …………… 四〇
论气 …………… 四一
论风 …………… 四二
论寒 …………… 四四
论虚寒邪寒之辨 …………… 四五
论酒病 …………… 四五
论腹痛 …………… 四六
论遗精滑精 …………… 四七
论手足 …………… 四八
论胎 …………… 四八
看小儿秘诀 …………… 四九

卷之三

头痛医案 …………… 五二
里寒医案 …………… 五六
疟疾医案 …………… 五七
里热医案 …………… 六二
表里医案 …………… 七八
幼科医案 …………… 八六

卷之四

痢症医案 …………… 九四
肿症医案 …………… 一〇〇
手足医案 …………… 一〇六
发热恶寒医案 …………… 一〇八

腹痛医案 …………… 一一一
咳嗽医案 …………… 一一三
红崩医案 …………… 一一四
白带医案 …………… 一一六
酒病医案 …………… 一一六
吐血医案 …………… 一一八
气痛医案 …………… 一二二
遗精医案 …………… 一二五
不治症医案 …………… 一二六

卷之五

论眼科 …………… 一三三
论目内外障男妇
　相同 …………… 一三三
四时感冒风寒之
　邪病目 …………… 一三四
四时阳明积热病目 … 一三四
四时阴亏虚火浮泛
　病目 …………… 一三五
四时病后小儿痘后
　病目无光 …………… 一三五
男女痘风烂弦 …………… 一三五
眼科医案 …………… 一三六
论外科 …………… 一三九
论四时外感诸疮 …… 一三九
论四时里热生疮 …… 一四〇
论四时虚火生疮 …… 一四〇

论四时实火生疮 …… 一四一
论肺痈 …… 一四一
论肠痈 …… 一四二
小儿虚实痘疹余毒 …… 一四二
小儿痘后热毒 …… 一四三
论梅毒 …… 一四三
外科医案 …… 一四四

卷之六

药性 …… 一五五
解中药毒 …… 一七三

卷之七

万灵膏 …… 一七五
又方专贴无名肿毒
　跌仆损伤 …… 一七六
又方专贴诸疮 …… 一七六
观音救苦丹 …… 一七六
神验丹 …… 一七七
白降丹降法 …… 一七七
红升丹 …… 一七八
五宝丹治结毒 …… 一七八
凡服五宝正阳丹，
　先必服此方三剂 …… 一七八
正阳丹治症同前 …… 一七八
治杨梅结毒 …… 一七八
治下疳，玉茎烂去半

节者，并治杨梅结毒
…… 一七九
治杨梅结毒 …… 一七九
治臁疮湿烂成片熏法
…… 一七九
治臁疮夹纸膏 …… 一八〇
又方治症同前 …… 一八〇
又方 …… 一八〇
又方 …… 一八〇
又方 …… 一八一
拔黄水毒疮 …… 一八一
又方治黄水热疮
　流水不干 …… 一八一
治脓泡疮汁水不干
…… 一八一
治黄水疮不干 …… 一八一
又方治症同前，又并治
　肩疮 …… 一八二
治耳溃脓不干 …… 一八二
治小儿痰痹神效 …… 一八二
治脓窝肥疮 …… 一八二
奇效八宝丹 …… 一八二
治湿疮浸淫 …… 一八三
消毒神效散 …… 一八三
皂矾丸 …… 一八三
青龙丸 …… 一八四
蜣螂地龙丸 …… 一八四

追管丸 ……………… 一八五

消管丸 ……………… 一八五

完善丸 ……………… 一八五

驱毒散 ……………… 一八六

隔皮取脓法 ………… 一八六

人中白散 …………… 一八七

蹲鸱丸 ……………… 一八七

治急慢喉瘅肿塞不通

………………………… 一八七

冲和散 ……………… 一八八

秘授五灵丹 ………… 一八八

拔毒散 ……………… 一八八

结毒穿鼻 …………… 一八九

治悬痈初起方 ……… 一八九

黑龙丹 ……………… 一九〇

治疔疮方 …………… 一九〇

飞龙夺命丹 ………… 一九〇

治火疔疮 …………… 一九一

治疔毒神方 ………… 一九一

治疔疮 ……………… 一九一

治梅疮一服即消 …… 一九一

治棉花癣遍身千头

顽癣 ………………… 一九一

专治瘰瘇头 ………… 一九二

二仙膏 ……………… 一九二

治疔疮走黄 ………… 一九二

治杨梅痈漏不拘远近

皆效 ………………… 一九三

又枯痔方，又治

痔蘡肉 …………… 一九三

如神千金方，治痔

无有不效 ………… 一九四

土红膏 ……………… 一九四

金素丹 ……………… 一九五

一人多于酒色得病 …… 一九五

一人嗜饮烧酒，趁醉

行房 ……………… 一九五

治小腹痛 …………… 一九六

男子遗精不止，

六脉实大有力 …… 一九六

治小肠气痛，诸方

不愈 ……………… 一九六

治小腹痛，脉有力

………………………… 一九六

子龙丸 ……………… 一九七

取鼻中息肉 ………… 一九七

治鼻渊脑漏 ………… 一九八

治滚汤火烧方 ……… 一九八

取痔管 ……………… 一九八

取痣及一切赘瘤

息肉并脚上鸡眼，

神效 ……………… 一九九

玉容散 ……………… 一九九

开膈化痰丸 ………… 一九九

目录

四

治酒病小腹胀痛 ……… 一九九
气痛方 ……… 一九九
痰火脚方 ……… 二〇〇
风湿麻木 ……… 二〇〇
治男女大小尾尻骨
　时痛时止 ……… 二〇〇
治大腿股内酸痛 ……… 二〇〇
治手膀受风寒作痛
　……… 二〇一
治肚脐痛方 ……… 二〇一
治缩阴症方 ……… 二〇一
鸡肝散 ……… 二〇一
开闭丸，治大便
　寒闭 ……… 二〇二
治肿病重按不起者
　……… 二〇二
治便毒初起，七日内者
　可服 ……… 二〇二
塘栖痧药方 ……… 二〇二
人马平安散，治暑
　天发痧 ……… 二〇三
治蛇伤，昏闷欲致死者
　……… 二〇三
治重物压打 ……… 二〇三
误断指头 ……… 二〇三
治竹木刺肉内不出者
　……… 二〇四

治磁锋嵌脚 ……… 二〇四
治乌龙刺签脚底
　救急方 ……… 二〇四
治许学士治历节诸风
　走痛 ……… 二〇四
退管神方 ……… 二〇四
一人发黄疸病 ……… 二〇五
因胃热牙痛，六脉洪而
　有力，小便赤热 ……… 二〇五
骨鲠不下 ……… 二〇五
治男女大小便不利，
　面色黄，并一切积滞
　……… 二〇五
胶红饮 ……… 二〇六
乌须方 ……… 二〇六
小便闭塞不通 ……… 二〇六
止血定痛方 ……… 二〇七
治鼻血不止妙方 ……… 二〇七

卷之八

全身方 ……… 二〇八
药方要知 ……… 二〇八
左盆弦 ……… 二〇九
左脚骨碎 ……… 二〇九
右脚骨碎 ……… 二〇九
脱左脚腕骨 ……… 二〇九
右脚腕骨 ……… 二一〇

左夹 ……………… 二一〇

右夹 ……………… 二一〇

左手膀 …………… 二一〇

右手膀 …………… 二一〇

左肘 ……………… 二一〇

右肘 ……………… 二一一

左手脉 …………… 二一一

右手脉 …………… 二一一

左虎口 …………… 二一一

右虎口 …………… 二一一

左太阳 …………… 二一二

右太阳 …………… 二一二

鼻梁 ……………… 二一二

脱牙关 …………… 二一二

左雁翅 …………… 二一二

右雁翅 …………… 二一二

左背 ……………… 二一三

右背 ……………… 二一三

连贴 ……………… 二一三

分井骨 …………… 二一三

左腰 ……………… 二一三

右腰 ……………… 二一四

腰中 ……………… 二一四

左腿 ……………… 二一四

右腿 ……………… 二一四

左膝腕筋 ………… 二一四

右膝腕筋 ………… 二一四

左脚跟 …………… 二一五

右脚跟 …………… 二一五

伤两耳 …………… 二一六

太阳伤血窜两目 …… 二一七

伤两胁 …………… 二一八

伤牌骨 …………… 二一九

挂榜大穴伤者 …… 二二〇

如伤右凤尾穴 …… 二二一

点双燕入洞下 …… 二二二

伤鼻梁 …………… 二二三

伤在鼻上 ………… 二二四

伤鼻下 …………… 二二五

伤舌咽穴 ………… 二二六

伤牙腮 …………… 二二七

伤胃腕 …………… 二二八

伤项圈、凤膊 …… 二二九

伤心窝 …………… 二三〇

伤心窝下 ………… 二三一

伤肚脐 …………… 二三二

伤膀胱 …………… 二三三

伤乳上 …………… 二三四

受伤左右两边乳下二指

…………………… 二三五

伤右气血门 ……… 二三六

伤净瓶穴 ………… 二三七

伤肚角 …………… 二三八

伤命宫 …………… 二三九

四穴受伤 …………………… 二四〇

伤童子骨 …………………… 二四一

伤封口穴 …………………… 二四二

伤人空 ……………………… 二四三

伤背脊、颗梁穴 …………… 二四四

伤腰骨、腰眼 ……………… 二四五

伤尾结骨 …………………… 二四六

伤下窍封门穴 ……………… 二四七

伤吊筋 ……………………… 二四八

伤膝盖、膝眼 ……………… 二四九

伤脚背穴 …………………… 二五〇

上部十分沉重末药方 … 二五〇

中部十分沉重末药方 … 二五一

下部十分沉重末药方 … 二五一

全身受伤水药方 ……… 二五一

补损虚伤，大损加肉桂

……………………… 二五一

七厘散 ……………………… 二五一

跌打末药方 ………………… 二五二

接骨方 ……………………… 二五二

全身敷方 …………………… 二五三

又敷损伤方 ………………… 二五三

全身服 ……………………… 二五四

又损伤服 …………………… 二五四

治肘前、小胫损错 …… 二五五

用药分两轻重得宜 …… 二五五

卷之一

论脉总诀

夫脉者，乃人身气血精神所成也，故曰亦气血精神之别名也，周身经络五脏六腑一气贯通。常人之脉，多见和平；有病之脉，太过不及。故身有病，则脉亦病焉。不然，病生于身，医何知乎？唯有诸内，必形诸外。诊其脉，即知其症矣。若专以脉论，恐未尽善，要加以望闻问切之功，细心详审，自得其病源，而表里寒热虚实不能紊也。然后方不愧乎为医，犹不至于误人性命。若诊脉而不审病，恐脉与症相左；审病而不诊脉，恐症与脉有殊。此皆多致误事，难求全效，勿要细心详察。倘脉症相符者，即以脉症用药。脉症相左者，或舍脉从症，舍症从脉，因病立方，断不可执其一见。盖脉者，不独诊人之病，且能主人之生平。是故富贵者，脉见和平；贫贱者，脉多乱漫。

论浮脉主病

浮脉者，举指而得之曰浮。外感病脉见浮大、浮洪、浮数、浮紧者，皆外邪客于肌肤、经络之间助其脉势也。治法宜从三阳经表症治之，散其外邪自愈。若阴亏之症见之，乃属水亏火旺之候，宜以滋阴生水之法治之。若见舌有黄苔，口作渴苦，不欲食，大小便赤热，身心不时而烦躁，或口流热涎成丝者，皆属阳明里热之故，宜用推荡清热之法治也。但由阳明里热者，其脉按之不弱。若表里之症兼见者，急用表里两解之法治之。

论沉脉主病

沉脉者，重按而得之曰沉。外感病脉见沉缓、沉弱、沉迟、沉细者，是正气弱，外邪趁虚而入。虽见三阳表症，而于三经表药内加温补之药七分、散邪之药三分，使正气旺，逐邪外出，切不可概以散邪为事，恐犯汗多亡阳之症。若内伤病见之，宜大健脾胃，补其正气。若三阴里寒症见之，大用热药，兼以温补，驱阴回阳。若沉而有力、沉细有力、沉缓有力或按至骨间一丝而劲不弱，兼见有口作渴苦，大小便赤热，并烦躁等症者，皆系阳明里热之症，宜用推荡清热法治之。

论迟脉主病

迟脉者，呼吸二至三至是也。外感病，脉兼迟细、迟弱、迟缓、迟沉者，乃阳气衰，外邪伤其正也。治法宜用温中健脾补气，稍加表药使正气得全，外邪自散。若内伤症，久疟、久痢、久吐血、久咳、哮吼等症见之，即用理中健脾为主。若按至沉中，实大有力，虽见迟脉，内必热也。但实热者，口必作渴苦，舌生黄苔，或腹痛作泻，大小便赤热，宜用推荡清热之法治之。或舍脉从症，万不可谓迟脉中无热症也。

论数脉主病

数脉者，呼吸六七至是也。外感症脉见数，按之而弱者，此感邪之轻；按之而见洪大者，邪之盛也。数而兼紧者，外感风寒之深入也。轻者宜从三阳经表症加减治之，微疏散其邪。若盛者必发其汗，其脉自平。若阴亏之症见之，久咳、潮热、吐血、痨症、声哑、喉痛、久痢等症见之，宜大滋其真阴为主。

服滋阴药不受，或受之数剂而症不退者，此乃真阴亏极，真阳发露，亢龙有悔之象，实不治之症也。切不可强为主方，已招无功之论。若见有口渴苦，舌生黄苔，大小便热，脉按之鼓指不弱者，系阳明里热，宜推荡清热治之。

论寸、关、尺三部脉

寸、关、尺三部之脉，一气贯通，并无别议，不过取其上中下之过与不及。所以阴虚火旺者，两寸脉之浮数，过于两关尺者有之，重按而空，兼气虚也。阳明里热积胃间，两关脉之实大有力，过于两寸尺者有之。脾胃虚寒，两关脉之缓弱，过于两寸尺者有之。大小肠热盛并肾阳过旺者，两尺脉之沉实有力，过于两寸关者有之，必重按鼓指不弱。厥阴受寒，及肾阳衰败不足，两尺脉之缓弱，过于两寸关者有之，或兼见沉细而微。虽然寸关尺之辨如此，而虚实之脉，犹有三部相仿佛者，总在人之详察阅历，愈熟愈精，自可明矣。倘以诸家二十七脉，二十八脉，七表八里之脉，奇经八脉，左心小肠肝胆肾、右肺大肠脾胃命之脉为法者，俱是空谈无据，画蛇添足，愈求愈远，终莫能知。诚能以此浮沉迟数四脉中，精细详察，熟读深思，则脉之有据无据自昭然矣。何必过求无益，沽之尚异哉。但脉中通神，神而明之，存乎其人，是故深人见之为深，浅人见之为浅，不能笔下尽述哉。

浮脉主病方论

浮大而稍数有力，浮洪而兼数有力，此系三阳经表邪入于经络之间，鼓其气血也。若眉棱骨痛、鼻塞流清、眼眶胀痛、流泪不止，乃阳明经络受风寒之邪，身必发热。若两侧头痛、耳聋、时而发热恶寒，乃少阳经络受风寒之邪。若项强不顾左右，腰背骨节痛，身发热，汗溅溅不干，乃太阳经络受风寒之邪，入于肌肤卫分之间。若腰背骨节疼痛，发热不出汗，此风寒之邪入于营分之间。主方：沙参三钱，当归二钱，川芎二钱，茯苓三钱。在阳明者，加干葛二三钱，散阳明经之邪。在少阳者，加柴胡二三钱，散少阳之邪。在太阳，入于卫分，加桂枝二三钱，散太阳经之邪。兼入营分者，加麻黄一钱，散太阳经营分之邪，得汗自愈。如不得汗而鼻血出者，邪从鼻血而解，不必再剂，恐伤其气。舌见白色者，加法半二三钱、焦术二三钱，舌纯白者加附片二钱、白蔻仁钱半。若三阳经表症俱见者，加三阳经表药于内，或服二三剂，以愈为止。若重按至沉分，实大有力，舌有黄苔，乃兼有阳明里热，宜于散邪方加大黄生熟量用，槟榔、莱菔子、川厚朴俱量用，去阳明里热，知母去阳明邪热、口渴，黄芩去少阳里热口苦，灯心草引。

浮而微数，重按则空，总系真阴亏，水不制火。无论头痛、齿痛、吐血、作咳、淋症、虚热痢症、耳痛、目痛、手足痛、身发痒、手足心热，总以大滋其阴，使真阴足而虚火不泛行，诸症自愈。大熟地八钱，茯神三钱，怀膝三钱，丹皮钱半，怀药三钱，加皮三钱，枸杞二钱，泽泻一钱，五味一钱，俱各量用。服二三剂不效者，恐虚火失其归源之路，即加甜安桂钱许、制附片二钱（引火归原）、煨姜、灯心草引。

浮大而缓，或浮洪而空，重按全无，身作发热，口不作渴苦，亦不骨节痛，大小便如常，此正气衰败，真阳发露于外。无分男女大小，总以大补其气，使正气有权，真阳自伏，其热即退。方：北条参五钱，北箭芪三钱，焦术三钱，茯神三钱，枸杞二钱，炒枣仁二钱半。稍见有气作胀者，稍加化气，用安桂四五分、槟榔四分、莱菔子四分（以消虚气）。断不可谓此脉浮，即谓受邪，又不可以浮大、浮洪之脉，误认为实热而下之。

浮数而刚劲无度，按之不弱，或浮细而数，刚劲过急，此乃阴极太过，将绝之象。凡男女大小，一切虚痨潮热作咳等症，见此脉者，若病起于一月半月者，可以与药数剂服之，服之而脉平缓者，即许其生矣。若病已数月半载者，万难挽回，又何必强为之药？

沉脉主病方论

沉而实大有力，沉迟有力，与沉细有力，周身作热不退，皆是里热积滞于内，大便或结或泄，小便或浊或赤短，舌有黄苔，口渴苦，不欲食，无分四时男女大小，宜用推荡清热之方治之。方：沙参三钱，当归二钱，怀膝三钱，生军钱半，槟榔钱半，莱菔子二钱，知母二钱，黄芩二钱，木通二钱。热微者用酒军。热盛，大便结燥，加芒硝。病之轻重，人之大小，斟酌用药，免其太过不及之差。服至脉平和，舌无黄苔，再用调补之药可也。

沉而微弱，沉而细缓无力，皆是气虚阳弱。无论男女大小，病日之近远，总宜大补其气，其脉自起，而病自愈。若兼见舌白色，胸中稍作膨胀者，宜温补中气。若大便溏泄，遗精不止，妇人白带，小腹、腰间胀痛，宜温补肾中阳气。补气方：北条参四钱，箭芪三钱，焦术三钱，制附片钱半，茯神三钱，怀药三钱，枸杞二钱。药之轻重量用，如舌白而兼见膨胀者，加白蔻仁钱半（炒）、砂仁钱半（炒）、安桂五分、广皮四五分、槟榔五分。大便泻、遗精不止、妇人白带，腹痛方：北条参四钱，焦术三钱，箭芪三钱，茯神三钱，怀药三钱，故纸（姜酒炒）三钱，益智仁（姜酒炒）三钱，小茴（盐酒炒）三钱，杜仲（姜酒炒）三钱。盛者加入附片二钱、安桂一钱，量用。

沉而细数，刚劲过盛，一切虚痨潮热、作咳、痢症见之，皆有邪而无正气，不可救也。沉而微弱不应指，微微似动，乃阳气将绝之症，无可救药。阳症见此脉，不过半日、一日必死。

沉而稍数有力，舌无黄苔，口渴不苦，或耳溃作痒，目赤作痒，手足心潮热，喉痛，夜间作渴，欲饮开水，小便淋沥作痛，大便枯燥，乃属阴亏也。宜大滋阴，水升火降，其脉自平。方：大熟地八钱，茯神三钱，怀膝三钱，丹皮钱半，石斛二钱，加皮三钱，泽泻钱半，五味钱半。各量用，灯心草七节引。

迟脉主病方论

迟而微弱，迟而缓细无力，舌淡白色或纯白色，此乃气虚阳弱，宜以大补正气。主方：北条参四钱，箭芪二钱，焦术三钱，茯神三钱，怀药三钱，炒枣仁二钱，枸杞二钱。若兼见胸胀膨，加白蔻仁三大粒、砂仁钱半、安桂八分、半夏二钱、陈皮五分、槟榔五分，量用。兼见妇人白带，月事腰腹作胀痛者，于此方内加故纸（盐酒炒）三钱，杜仲（盐酒炒）三钱，小茴（炒）三钱，煨姜引。男女大小，久痢、吐血、下血、久吼、虚肿、大病后盗汗不收、头悬昏重、足麻木、久疟，一切等症，无论男女大小，均于方内加制附片钱半，安桂或八分一钱。周身虚肿加陈皮五分、槟榔四分，煨姜引。陈皮、槟榔消虚气。

迟而沉实有力，迟而隐伏觉有力之象，舌有黄苔，此乃实热积滞于内，不能疏泄，或作潮热，或大便热结，或大便下痢，小便淋症，妇人白浊气痛及一切等症。凡见此脉，治宜推荡清热去滞，切不可谓迟脉而用补也。沙参三钱，当归二钱，酒军钱半，怀膝三钱，槟榔一钱，莱菔子钱半，厚朴一钱，木通钱半。口苦加黄芩二钱，大渴加知母二钱，灯心草引，轻重量用。

数脉主病方论

数而有力，浮中见者，属于表。若外现有阳明经表症者用干葛，少阳经表症者用柴胡，太阳经表症者用桂枝、麻黄。若外无三阳经表症，舌无黄苔，或头面耳目，口鼻齿喉舌痛，并手足心潮热及一切虚痨作咳，俱系阴亏，宜大用滋真阴方。

数而实大有力或细而有力，沉中见者，乃里热积滞于内，无论男女大小，凡见此脉者，总以推荡清热去滞为主。服至脉势平和，即更服调补方，以复其正气。表症方：沙参三钱，当归二钱，川芎钱半，茯神二钱。量用，其余随三阳经表症加减治之。滋阴方：大熟地八钱，茯神三钱，怀药三钱，加皮三钱，丹皮一钱，泽泻钱半，枸杞二钱，怀膝三钱，五味一钱，或加龟胶二钱，煨姜、灯心草引。

数而有升降不乱，应指而不刚劲者，此真阴未绝，宜大用滋阴之药，连服数剂，脉必平和，此症虽险，犹可治也。

数而急乱无度，数而刚劲不弱，时令热症见之，舌必有黄苔，大小便或赤热或短燥，服推荡清热去滞方，脉即平者有救，其数依然者难治。凡一切虚痨久咳、潮热恶寒等症，见此脉者，真阴将绝，阳无以恋，是阴阳离脱之象也，万难挽①回，故不主方。庸医不知此理，反谓脉见有神，犹可治也，终何益哉？

夫脉之神，本乎气血，故气血旺者，脉势亦旺，气血弱者，脉势亦弱，此一定之理也。凡医诊脉时，无论男女大小，一切

---

① 挽：原作"免"，据上文"浮脉主病方论"中"万难挽回"改。

诸症，其病因实热得者，热积于内，脉形于外。若服推荡清热之药数剂病仍在，而脉势稍稍和平，是内热进退之机。若证仍在，而脉势大弱，浮沉间，以指按之，似有似无，或散乱无神，微微觉动，按之而不应指者，此非脉之和平，乃正气欲绝，脉势将尽之兆也。切不可误认为脉之和平，以至守死送终而不自知也。慎之。慎之。

且夫数脉者，亦有明辨也。凡男女大小一切诸症，痈疽、潮热、作咳、久虚等症，若初起半月、一月见此数脉，服过贝母、杏仁、银柴胡、银花、鳖甲、地骨皮不效者，乃是认症不真，宜大用滋阴方治之，数剂症退，其脉势亦稍缓者可治。倘症仍在，而脉渐细数者，其病已极，即神仙莫能疗也，医何为哉？

夫人之生也，修短原于有数，岂人所能强哉？然而修德自重，增其寿；作恶轻生，减其年，皆天之所使。若医之治病，果能于诊脉时预定其吉凶，直断其修短，乃医之见到，不误人也。倘于脉诊时，不预定其吉凶，不直断其修短，待服药后侥幸全愈，大夸其功，误人性命，诿之修短者，此等造孽庸医，即目前可欺，将来犹有报也。所以余与人诊脉时，无论男女大小，病之远近重轻，可以治者，即许其痊，不能治者，当下辞之，绝不枉费人资，误害人性命，以遭罪过。业医者，必于是，方可谓为知人之修短有数也。

论心肝脾肺肾

一心之道至大，易之复卦曰，复其见天地之心，日出当中曰日心，到天心处曰月心。心之言甚广，谓心为物之本，又心为人身之主，又万虑谓之心。心在五行属火，又心为君主之官，皆各取其义也。并未言心之脉，通乎左，并未言心各有其气血，并未言用某物以补心。

一肝者干也，肝在五行属木。《说文》为阳中少阳，通于春气。《素问》曰：肝为将军之官，谋虑出焉。又传曰：炙用肝，并未言肝之脉通乎左，并未言肝各有其气血，并未言用某物以补肝。

一脾主信，藏志，信生于土。《韵会》：脾为风。《释名》：脾，裨也，在胃下，助胃气以化谷。脾在五行为土，并未言脾之脉通乎右，并未言脾各有其气血，并未言用某物以补脾。

一肺之言敷也。《正字通》：肺，主藏魄，附脊骨第三椎，配胸中，与大肠为表里，为阳中太阴，通于秋。肺在五行属金。《素问》：肺者相傅之官，治节出焉。《大雅》：自有肺肠。并未言肺之脉通乎右，并未言肺各有其气血，并未言用某物以补肺。

一肾水脏也，按肾主智，藏精，皆水之为也。《广韵》：五脏之一也。《素问》：肾者作强之官，伎巧出焉。凡脏各有其一，唯肾独两者，何也？然其左者为肾，右者为命门。《释名》：肾者，引也。肾在五行属水，主引水气灌注诸脉也。并未言肾之脉通乎左，并未言肾各有其气血，并未言用某物以补肾。

古人以金木水火土，取配心肝脾肺肾者。盖天地间，非五行则无以为生民之计。人身无心肝脾肺肾，则不能以为主。业医者，以心肝脾肺肾为人身之主用者则可。若以心肝脾肺肾，各有其气血，脉各通乎左右者，不可也。何也？天之阴阳无二，人之气血本一，表里虚实举其一，可推类矣。

论"阴阳和平而万物育，阴阳偏胜万物病"
推养生治病之理

夫阳者，生物之本；阴者，养物之源，故曰阴阳和平而万物育，五风十雨而年岁丰。于此知万物得天地阴阳和平之气，然后有此自然生成长养之功。倘天地阴阳之气偏胜不和，阳过胜者，则物病于阳，阴过胜者，则万物病于阴也。且天地造化之道，至极则反，故尧有七年之水灾，汤有三年之大旱。唯圣德咸昭，灾旱之后，天地交泰，暑往寒来，风雨调和，人物咸安。业医者，诚能体天地造化之理以相推，遇气血两虚之症，即用补气滋阴之药，调补气血，俾阴阳和而病自愈。遇阳有余而阴不足者，即滋阴以济阳，阳不足者即补阳以配阴，使阴阳和平而无偏胜，其病自愈。此治男女大小，气血不足，阴阳偏胜之法，毫发不差。若实热积滞之症，邪热过胜者，即大下以去其热，其病即愈。阴寒凝滞之病，邪寒过胜者，即大温补，以驱其寒，其病自愈。然险病遇良医可愈，正大旱得沛然下雨，久阴见光天化日。不然恐热病而过服寒凉，阳变为阴；阴症而过服温热，阴变为阳。阳变阴，而阴变阳，由是阴阳偏胜矣。所以明哲之医，常以天地阴阳生物病物之义，推其养生治病之法，则知天地与人，阴阳造化，同一理也。苟舍此大法，专以心肝脾肺肾为论，岂医也哉？

论男女大小病宜分别不宜分别法

夫人自得父母之气以有身，得天地之造化以有生，无不由幼而壮，由壮而老，男女大小，皆如是也。何今之为医者，每每自言，某者专于小儿，某者专于妇科，某者专于男科，某者专于外科，不知男女大小气血本乎一体，五官六骸亦无二焉，其治法又何必分论？能彼能此也哉。然其所以分之者，惟小儿脾胃脏腑不能比大人之坚实，所以治小儿之病，勿须再三审量，病之轻重加减，君臣佐使之药，足以尽方药之妙，此分别大人小儿大法也。况小儿虽属哑科，治之本难，要知难中而有易也。其难者，惟不能自言其病由；所易者，无非风寒暑湿之伤也；而治大治小，除大人七情外，余皆可类推矣。至于男女之别，在阳施而阴受，除阳施阴受与受胎以外，而眼、耳、口、鼻何其异焉？既无其异，而一见之医，又何必治男一法，治女一法，治大一法，治小一法，以庸医而欺庸夫乎？若夫有主之医，见何病则用何药，断不以男女大小为分别。

论治病不必拘定春宜小寒夏宜大寒秋宜微温冬宜大温诸法

盖天地之造物也，无春则无生，无夏则无长，无秋则无收，无冬则无藏。此天地一岁四时，寒暑往来，自然之道。而业医者，不明此理，每于用药之时，守其成法。常谓春夏秋冬，各从寒温以用之。不知先天火旺者，即寒冬亦喜冷而嫌热。真阳弱者，即盛暑之日，亦喜热而恶寒，此生成之气禀也。犹有当暑而中寒，遇冬而反受热，苟非舍时令而从症，其病安全哉？所以明辨受教之士，无分春夏秋冬寒暑之日，有是病而用是药，万不区区以时令为法。

论发热恶寒之辨以明内伤外感

发热恶寒之症，原有两端。为医道者，不可不辨焉。盖发热者，阳盛于阴也；恶寒者，阴胜于阳也。外感证见之，乃邪气相争，一日一次，争而复散，寒热自除。内伤病见之，乃正气委弱，不能御外之寒邪风邪，所以一日数次，时作时止也。又有外受风寒之邪而恶寒，内受阳明积热而发热者，治法各当遵其法以治之。除此三者之外，又有阴亏而兼见其三症者，必于三法之中加好熟地，以收全功，不可泥于古法，置之不用。但兼见有阴亏者，脉必浮数。以此为准则。下庸之医，坐井观天，每多不分内伤外感阴亏，竟一概治之，误上加误，不死何裨？

论用药无过缓

夫人之受病也，有轻重焉，有近远焉。而医为治病主司，诚能诊脉时，务必审其病之轻重，问其日之近远，用药服药，可易见效。若不审其病之重轻，日之近远，概以些些之药服之，药不胜病，终难奏功。病者不能深信，医者亦枉其劳，欲求重病久病之愈，岂可得哉？诚能于诊脉时，认真审的其脉，实在病重者，即量其病而用大剂，使药能胜病，病虽重虽久，亦可陆续见效而全。

论治病无太急

夫药者，治病也。若医诊的其脉，果立方无差，虽有十分之病，而用七分之药，使药能治病，其病自可渐退，正气不致大伤，亦可易于调养，又不能转变他病，以致误人性命。倘见症不真，以十分之药治三分之病，药过于病，不惟不愈其病，必过伤其气血，症未愈而他病生，即医能挽回，亦大费踌躇矣。

论治病用药合式

夫病者，以药愈也。有是病而用是药，药到而症自减。若有是病而无是药，不惟药到病不减，而服药反更增其病矣。是故医之治病也，务于诊脉时，小心详审脉之虚实表里，因症立方，使药进症退。切不可执己之见，好用某药，好用某方，症药不对，服之不但不效，必多致误人性命，慎之慎之。

论服药不受吐出再服

夫治病者，药也。是故药之进者病自退，药不进者病难愈。无如庸才之医，不识病由，往往见初服药不受，竟以为药不对症，即易别方又服，此是认症不真之故。若能认病的者，实在要用此药，倘服药不受而吐出，不是服药太急，必是寒热有差，俟其吐后，稍缓片刻，再将原药酌量，寒热得宜，徐徐服下，自可见效。果系药与病相反而不受药者，即易方再服可也。然病之虚实，药之寒热，差之毫厘，失之千里，慎之慎之。

论头痛

夫头者，周身清轻之气聚于其间，非他经可比，故曰为诸阳之首，灵明之府，不容毫发之扰也。凡人之喜怒忧思悲恐惊，风寒暑湿燥热，皆关乎头。治此症者，若不审其所因，概守成方，以川芎、藁本、细辛、羌活治之，难以见功。即或偶有所效，亦不过侥幸于万一，又何为医乎？苟能究其所因，诊而治之，自可期其痊愈。治头痛者，不可不深察而详之辨之也。

一因四时感冒风寒，头痛两侧者，乃外邪入于少阳经络之间。额前眉棱骨痛，鼻塞不通，流清涕，并泪下不止者，乃外邪入于阳明经络之间。脑后痛，项强直难转，乃外邪入于太阳经络之间，不能发泄，故作痛也。治法宜从三阳经表症治之。在少阳者，用柴胡散少阳经络之邪。在阳明者，用干葛散阳明经络之邪。在太阳者，用桂枝、麻黄散太阳经络之邪。要于临症时细心诊其脉，若脉见缓弱无力者，宜重用北条参五钱、箭芪三钱、茯神三钱、怀药三钱、焦术三钱，补其正气，外加散邪之药，以去其邪。若脉见浮数，稍稍有力，素多有鼻血、吐血、咽痛、目病者，宜重用大熟地八钱、茯神三钱、怀药三钱、龟胶三钱、枸杞二钱、石斛二钱、怀膝三钱，以滋其阴，外加散邪之药，以去其邪可也。

一因真阴素亏之人，虚火上浮，扰其清阳之气作痛者，其脉必浮数，稍见有力，余无别情，治宜大滋真阴，使水升火降，清明无扰，其痛立止。大熟地八钱，茯神三钱，怀膝三钱，丹皮一钱，石斛二钱，五加皮三钱，怀药三钱，泽泻钱半，龟胶三钱，五味一钱，煨姜三片，灯心草七节引。

一因气弱之人，气不舒畅而痛者，其脉必缓弱无力，余无他故，宜大补正气，气充不滞，其痛即止。北条参五钱，箭芪三钱，茯神三钱，怀药三钱，炒枣仁二钱，枸杞二钱，杜仲三钱，福元四枚，煨姜三片引。

一因其人平日气血两亏而痛者，脉必缓弱或浮大，重按即空，盖清气不能条达，伏而作痛，治宜用气血两补之方，俾气血动，而痛即止。党参四钱，大熟地六钱，茯神三钱，怀药三钱，枣仁二钱，怀膝三钱，龟胶三钱，枸杞二钱，鹿胶三钱，五味钱半，萸肉二钱。

一因太阴中寒，寒气凝滞中宫，正气不化，真阳不能上达作痛者，其脉必缓弱无力，舌白色，或兼见下痢，宜用温补之药，温中散寒，真阳得令，寒滞消而痛即止。北条参（米炒用）五钱，焦术三钱，制附片一钱，白蔻仁一钱，干姜一钱，胡椒钱半，安桂一钱，小茴（酒炒）钱半，姜引。忌生冷。

一因厥阴中寒，寒气蔽锢，真阳逼迫于上，头痛如劈，重不可举，或四肢厥冷，少腹下极痛，此纯阴聚结厥阴之中，其症最重。急用驱阴回阳之药救之，不然即见阳绝之症，难以挽回。焦术四钱，生附片二钱，川花椒三钱，制附片钱半，吴萸子（以开水泡，去苦水，姜酒炒）一钱，安桂一钱。或于小腹下用好陈艾，作小菜豆大，下用姜片贴好，将艾安于姜片上，灸七壮，以助其药力更妙。

一因阳明积热，热邪不能下降，其热气上攻作痛者，脉必实大有力，或沉细有力，舌必生黄苔，口作渴，或大便结，小便赤热，心烦躁不安，治宜推荡之药，去其积热而痛自止。生大黄钱半，沙参三钱，当归二钱，怀膝三钱，槟榔钱半，莱菔子二钱，黄芩二钱，前仁二钱，灯心草七节引。或加石膏二钱亦可。

论 胃

胃为水谷之海，人生日用饮食一切，皆入于中，借胃气运化，以滋生生不息之机，灌济周身手足，无处不赖此以调养，所以受寒者为阴，受热者为阳，随其受物传变，不能一定也。又舌为五脏六腑之苗，故五脏六腑，因热而病者，舌必生黄苔，口作渴苦，盛者更见苔干黑，大便结。因寒而病者，舌必色白或淡白，口不渴苦，大便如常或自利，大抵因热而得者，俱属三阳里热也；因寒而得者，俱属三阴里寒也。里热者，宜下宜清，故曰三阳里热宜下宜清也。里寒者，宜温宜补，故曰三阴里寒宜温宜补也。至于舌苔干黑色或生芒刺满舌，又无津液滋润者，有二论：若因阳明之热熬干津液，或大清之，或大下之，去其内热，津液自生；若因寒邪积滞，埋没真阳，不能上升，而致津液干者，宜用大温补，驱寒以回其阳，则津液自能上腾，舌自生津不干矣。

论大肠

大肠者，统诸饮食，运化其中，以助气血生长不绝之用，故每日间，新谷入而旧谷出，人生日日，自始至终，无不皆然。所以生长不绝之机，亦随其转运，以供血气之用。苟一旦阻滞不通，则下不出而上不入，生长运化之机，岂不息哉？且人之生也，全赖五谷饮食之气，滋养气血以生也，又况大肠为周流变通关津，乃人生至要道也。业斯道者，不可不了然于心下。又平人七日不饮食则死，有病之人或十余日，只饮不食，而不死者，何也？此乃病气养之也。不然，安可待哉？虽然如是，犹有四因。

一因脾胃无权，中宫之阳失其升降之职，故大便不通，此宜大健脾胃，使中宫有权，升降有职，运化之机一得，大便自通。但因此得者，脉必沉弱无力，或迟缓无力，或浮大而空，口不作渴苦，舌无黄苔，腹中或作虚胀，小便如常，余无寒热等症者是也。主方：北条参四钱，箭芪三钱，焦术三钱，茯神三钱，炒枣仁钱半，安桂一钱，白蔻仁一钱，小茴（酒炒）钱半，煨姜三片，红枣三枚引。

一因素日真阴亏极，大便燥结不通，或出粪如羊屎者，宜大滋阴以润其燥，大便自通矣。但此症脉必浮数或细数，或兼劲者是也。主方：熟地八钱，茯神三钱，怀药三钱，丹皮钱半，泽泻钱半，龟胶三钱，怀膝三钱，玉竹三钱，麦冬三钱，苁蓉三钱，五味钱半。服此药时兼食老母鸭，或燕窝亦助其药力。

一因气血两虚，中气无权滋送，燥结不通，其脉必洪大而空，或兼见无力，或浮大，重按则空而无神，宜气血两补，中气有权而运化，真阴得济而滋润，其便自畅矣。主方：北条参五钱，熟地八钱，怀药三钱，箭芪二钱，茯神三钱，当归二钱，枸杞二钱，鹿胶二钱，龟胶二钱，安桂六分，焦术二钱，生枣仁二钱，福元三枚，煨姜三片引。

一因阳明积热转入大肠，热结不通，其脉必洪大有力，或沉实有力，沉细有力，舌有黄苔，口作渴苦，好冷饮，不作渴者，亦有之。或周身作热，或不作热。治法宜用推荡清热，其大便自通。主方：沙参三钱，生军钱半，厚朴一钱，当归二钱，槟榔钱半，知母二钱。甚者加芒硝一钱，下之自通。小便赤者加木通。无知庸医，不究其源，概以偏见，或补或下，杀人性命，岂不冤哉？慎之。慎之。

论小肠

小肠者，受诸饮运化，以滋养生生不息之气也。与大肠不同，大肠得真阳一化，其腐物直出而下。小肠之饮运化，浸入尿脬，方才能出。所以大便污秽，而小便清者，阴阳各分其位而不混杂，人身气血，泰然自得。倘阴阳混杂，则滋养不清，百病生焉。为医者，不可不知。饮食同入而异出也，然犹不止于分矣，而分别之外，又各有因。

一因脾胃无权，中宫之化不行，尿蓄膀胱，小便自闭，甚者小腹膨胀如鼓，再甚者，肚脐胀翻，但此症一见，脉必缓弱无力或沉迟无力，治宜使中枢有权，而膀胱之气自化，天气升而地气降，其窍自通。主方：北条参五钱，箭芪三钱，茯神三钱，焦术三钱，白蔻仁一钱，砂仁钱半，法半二钱，安桂一钱，煨姜三片，红枣三枚引。

一因郁气滞塞不通者，此乃阳气被其郁结不通，其窍闭塞，治法宜开其郁，疏其结，其窍自通畅矣。但此症脉必实大有力，或沉实有力，或紧涩不滑。主方：槟榔钱半，枳壳钱半，丑牛二钱，广皮一钱，香附钱半，前仁二钱。不用引。

一因大肠自通，移热于小肠，郁结不通。此症脉必洪实有力，或实大有力或沉细有力，治法宜推荡大肠，兼清小肠，使二便清利，结热去而窍自开矣。主方：生军钱半，酒军钱半，丑牛二钱，槟榔钱半，泽泻二钱，海金沙二钱，木通二钱，灯心七节引。热盛者加用。

凡小便不通者，要点滴不下，方可为闭也，若有点滴而下，非为闭也。观其症，若有点而下，小腹硬满者，乃为膀胱蓄血也，宜破血以通之。主方：大生地五钱，桃仁三钱，归尾三钱，生军二钱，赤芍三钱，红花钱半。以上小便不通之症，依各法审确脉症治之，如桴应鼓。无见之辈，专以热论，妄用苦寒误人，所以万不一愈。又有伤寒里热之症，热极小便不通，作热腹胀，脉实大有力，服诸利小水方不效者，取大蚯蚓数条，以冷水澄清，服之可利，然此药最力大，非不得已者勿轻用。

论舌虚实

夫舌，五脏六腑之苗也，所以五脏六腑之虚实积滞寒热，验其舌苔形色，可以知其症矣。然则验舌之法，不在乎多，惟五而已。能知五者之源而治之，自不异乎神明之鉴。不知五者之法，虽于十六舌、二十四舌、三十六舌等内求之，如涉海问津，皓首穷经，莫得其登岸矣，多何益哉？

一验舌苔白者，乃五脏六腑因寒滞不化也。诸症见此，无分男女大小四时，总以理中温胃为主，毋庸他议。主方：北条参五钱，焦术三钱，白蔻仁钱半，法半二钱，附片二钱，干姜钱半，丁香二钱，煨姜三片引。如少腹兼痛者，加吴萸子钱许，以开水泡，去苦水，姜汁酒炒。盖此症本因虚寒而得，其脉必缓弱无力，或沉迟无力。倘脉兼见有浮数，外见有三阳表症者，着加三阳表药于其中，方为合法。如未见三阳表症，切不可加三阳表药伤其正气。

一验舌苔黄色而粗，口苦作渴，喜冷恶热，此阳明积热也，脉必实大有力，或洪数有力，或细数而劲者是也，治法宜清其热，而黄苔自除。若兼见大便结燥不通，小便赤浊者，宜推荡其积滞之热，热退苔除而安矣。主方：沙参三钱，生军钱半，厚朴一钱，莱菔子二钱，槟榔一钱，知母二钱。倘甚者加芒硝钱许，灯心草引。如大小便自利，腹不作痛胀，惟口渴苦者，此热在胃间，未传结肠中，只宜清热，不必大下可也。治法宜沙参三钱、知母二钱、条芩二钱、石膏钱半、白芍二钱，甚者加川黄连钱许，此症脉必浮洪有力，或数而有力是也。倘甚者，重加石膏。恐其人平日阴亏者，宜加入大熟地数钱或两余，以生阴更妙，药之轻重分量，俱各量用。

一验舌苔黄色，不作潮热，口不作渴苦，大小便如常，惟不思饮食，食亦些需，饮食亦喜热恶冷，口内或作臭气，或不作臭气，乃脾胃虚弱，伤于饮食，积滞不化，食填太阴，或食后贪凉，积滞胃中，法宜温中健脾，兼去积滞可也。切不可以舌苔黄色，误认为热矣。凡见此症，脉必缓弱无力，或空大无力。主方：北条参五钱，箭芪三钱，焦术三钱，茯苓三钱，白蔻仁一钱，砂仁二钱，安桂一钱，附片钱半，法半二钱，莱菔子五分，槟榔五分，厚朴四分，煨姜三片，红枣三枚引。忌厚味生冷。

一舌苔色如朱者，乃阴亏火浮上焦，脉必浮数，治法宜大滋其阴，使水升火降，自可全愈。若沉实有力，洪数有力，沉细有力，乃是阳明为热，宜以清热之法治之可也。滋阴方：大熟地一两，茯苓三钱，怀膝四钱，怀药三钱，丹皮二钱，麦冬四钱，龟胶三钱，泽泻钱半，五味钱半。若久痨久痢，见此舌不治者，何也？真阴绝而真阳发露也。清热方，大小便如常者：川连钱半，知母三钱，栀子二钱，石膏三钱，白芍三钱，花粉二钱，灯心引。若大小便结塞者，务宜即加生军二钱、芒硝钱半、槟榔钱半、莱菔子钱半、条芩二钱，原引斟酌量用。

一验舌苔黑色，有二症。有因阳明积热，灼干胃中津液而成者，治法宜苦寒之药，以泻其热，兼见大便燥结不通者，以生军三钱、芒硝二钱、厚朴钱半、知母三钱下之。如大便如常者，此热在上焦，以前舌苔如朱，清热方服之。但由阳明积热而得者，其脉必浮大有力，或洪大有力，或沉实有力。若阳极似阴，脉必微细如丝有力，不必据脉，只以冷饮为确。有少阴中寒，真阳遭其埋没，津液不能上达，舌苔亦黑，但此症脉必缓弱无力，或见浮空无力，喜热恶冷，治法宜从前治舌苔白色法治之。然阴极似阳之症，舌虽干黑而不作渴，脉虽洪大，重按全无，宜舍症以从脉，只以喜热饮为则。

又有小舌者，乃掩舌也。人之饮食入胃，借此掩阻而不上泛，盖此舌虽见于喉管上口，与大舌同源，此舌亦为五脏六腑之苗。故内热盛，则小舌下落，饮食一切，多有防碍。知此论者，遇小舌下落，必即审热之虚实治之，其小舌自上。不知此论者，一遇小舌下落，阻碍饮食，即谓脾胃虚弱，用健脾补气之药，愈服愈甚，耗尽津液而死矣。况乎小舌，本因热盛而下落，从未有因寒而下落也。明此理者，量其热之虚实以治之，百不一失，反此者，百无一愈。阴虚者大滋真阴，实热者，亦大下之或微下之，或清其热，不用大下亦可，总要审症用药也。

论咳嗽

夫咳者，虽关乎肺，其实各有所因，非独关乎肺也。故治咳专以肺为主者，鲜有全愈。以各有所因而治之，百发百中，不可不明辨也。

一因四时感冒风寒之邪，闭固周身毛孔之窍，气不得疏散，统归于气管而出，以致气上壅，冲动肺管而作咳者，治法宜麻黄一钱、紫苏一钱、薄荷四分、沙参三钱、当归二钱、炙草一分。又有三阳经络受表邪闭固，气冲肺管而咳者，仍用麻黄一钱、柴胡钱半、干葛一钱，量人大小、症之轻重服之，以散其三阳表邪，加沙参三钱、当归二钱，以助正气，其咳即止。再相其人之虚实，加减治之，其效若神矣。

一因阴亏之人，水不制火，虚火上浮，熏动其肺而咳者，治法宜大滋真阴，使水升火降，火不上浮，其咳即止。用六味地黄汤加怀膝四钱、龟胶三钱、五味钱半。

一因脾土衰败，不能制水，水泛于上，冲动其肺而咳者，法宜大温补脾胃，俾土能制水，水不上泛，其咳即止。用北条参五钱、焦术四钱、茯苓三钱、白蔻仁一钱、砂仁钱半、法半二钱。甚者加干姜一钱、附片钱半，煨姜三片引。

一因脾土素虚，加以肾水泛溢，冲动其肺而作咳者，治法于健脾方内加熟地八钱、怀膝三钱、五味钱半、附片钱半、安桂一钱。温其肾阳，肾水自归其位，一举两得矣。

一因阳明积热，热气上冲其肺而咳者，脉必实有力或沉细有力，治法宜推荡清热，以去其热，其咳即止。

一因阴亏火邪郁于肺，生肺疮而作咳者。但作咳时，或右乳下寸许，或左乳下寸许，必极痛难当，要轻轻咳去，稍可睡卧时，皆不能就其痛边。鼻孔内时出秽气，臭不可闻。凡得此病者，于未见症之先，必腰作痛异常，是其验也。治法宜清热润燥，多食瓜蒌仁以解其热毒，自愈。方：生玉竹二钱，麦冬三钱，生白芍二钱，瓜蒌仁三钱，知母（微炒）二钱，黄芩二钱，桑白皮（蜜炒）二钱，连翘钱半，熟地六钱，怀膝三钱，泽泻钱半，天冬三钱，灯心草引。各量用。

一因胃中受寒，胃气不能布运以致咳者。宜以北条参五钱，焦术四钱，附子二钱，安桂一钱，干姜钱半，法半二钱，白蔻仁钱半，炙草三分，煨姜、红枣引。轻重之剂，各宜量用，大温其胃，其寒散而咳即止。若专以痰为咳者，用法半、南星、贝母，并化痰诸药治之，终莫能疗。

卷之二

论吐血下血

夫血者，饮食津液而成，气以化之，布散周身，上下活动，滋养筋骨，使其运动不息。是故气之旺者，血随气运，并无停蓄，自无吐血下血之症。惟其气弱不能运化，因停蓄胃肠之间，无所消散，以致有此吐血下血之症。诊其六脉稍浮大，稍浮洪，重按全无，或缓弱无力，或沉细而弱，皆正气虚也。宜大补其气，使正气得权，蓄血去而新血生矣。若脉见浮洪，重按不甚数，外无别症，乃真阴亏而虚火上泛，以致吐血也。宜大滋真阴，虚火下降，其血自止。若六脉实大有力，重按不弱，或沉细有力者，乃阳明之热，积于胃肠之间，迫血妄行，不容布散，以致吐血下血也。治宜推荡清热，其血自止，而诸症可痊。

论哮吼

夫吼者，气之壅盛者也。人多不知，各有所得，往往概以化痰、消痰、搜痰为论治之，未有见效，乃若得生病之由而治之，其效如神矣，又何患其难哉。

一因平素阳虚之人，脾胃不能御外，偶感风寒之邪，闭固经络毛孔之窍，周身之气尽入气管而出，其出声如吼而急，兼作咳者，亦有之。此症从外感风寒作咳，仿法治之，自可大愈。

一因正气衰败，无论春夏秋冬，或北风一动，或因天气阴盛而作者，此乃正气不能内固，所以感寒即发，治法宜温补兼用。北条参五钱，箭芪三钱，焦术三钱，附片钱半，干姜一钱，白蔻仁一钱，砂仁钱半，红枣三枚，煨姜三片引。

一因医不知法，过服贝母、紫苏疏散，并伤气等药，使正气受伤。吼喘时，汗出如雨，此克伐太过，血气两亏。治法宜大补气血，其哮自平。方：北条参五钱，箭芪三钱，焦术四钱，茯苓三钱，枸杞二钱，附片钱半，白蔻仁钱半，熟地八钱，怀膝三钱，五味钱半，福元、煨姜引，量用。

论 鼻

夫鼻孔乃七孔中气血之大经道也，故气血贯通，非别经可比。所以阳明感受风寒之邪，故鼻塞不通，或鼻流清涕不止，用干葛以散其邪，自愈。若阴亏之人，虚火上浮，时流鼻血者，切不可用大寒之药，恐伤其胃气，务即用六味地黄汤加怀膝四钱、五味钱半，或加龟胶三钱，甚者加犀角二钱，立止。凡系真阴亏者，脉必浮数，或沉数，倘服此滋阴之药不止，两寸脉浮数，两关尺空，重按而弱者，宜于六味地黄汤加肉桂一钱、怀膝四钱、五味二钱，引火归原，未有不止。俱以煨姜、灯心为引。

凡因太阳经寒伤营，周身作热不退，服表汗药汗不出者，若得鼻血一出，邪即从鼻血而解矣，热必即退，身凉，不必再服表药，伤其正也。

凡因阳明积热过盛而得者，此是热极太盛，迫血妄行，而鼻血出也。宜用推荡之法，大剂饮之，使里热去而血自止。但因积热者，脉必洪实有力，或沉细有力，舌有黄苔，大小便必热。大凡鼻血出者，皆各有其因也，即当因其所因而治之，切不可概以寒苦之味乱服，使脾胃正气一伤，多不能救矣。慎之。慎之。

论噎膈反胃不同

夫噎者，食入喉间，哽哽噎噎而不下咽也。膈者，食入喉下，如物阻塞而不得下于胃间也。反胃者，饮食入于胃中，或一时，或二三时，或朝食而暮吐，或暮食而朝吐，或一二日仍然吐出原物者，然三症各有所因，治亦不一。

凡噎者，乃自有生之初，真阴本亏，其人又或因酒色过度，损伤真阳，或劳心太甚，其火愈炽，耗尽真阴，津液不生，肠胃干枯滞塞，以致食入喉间，无津液滋润，故食不运下。治法宜大滋真阴，培养根原，使肠胃不枯，饮食自能下运。但此症瘦人并阴亏火旺者多有，体胖气虚阳衰者少有。得此症者，其脉必细数而涩，小便短赤，或短而淡黄者亦有之。

凡膈者，食入喉间，似物阻滞相隔。此症有二，若因大病后失于调养，脾胃无权以运化，所以一切饮食入于喉间不能下行，得此病者，其脉必迟弱无力，或缓弱无力，神气短少，口不作渴，其舌苔白色，亦不干枯，或淡白者亦有之。

凡因真阴大亏，火势上浮于喉间，又兼多食生气之物，气火不能并立，以此阻隔不下。气虚者，宜大健脾胃。方：北条参五钱，箭芪三钱，焦术三钱，茯苓三钱，炒枣仁二钱，白蔻仁一钱，砂仁钱半，福元三枚、煨姜三片引。阴亏者，宜滋真阴，使水升火降，食自下矣。况火与气无两立之势，其舌必红赤，其脉必细数兼劲，或浮洪。

二者之外又有阳明积滞积热不通，胃气上涌，亦有此症。其脉必洪大有力，或沉细有力，大便燥结，舌苔黄，治法宜用推荡除去积滞可也。方：沙参三钱，生军钱半，厚朴一钱，槟榔钱半，莱菔子钱半，当归二钱，知母二钱，甚者加芒硝一钱。

凡反胃者，多因过啖生冷，使脾胃之阳，尽被阴寒克伐，不能运化日用饮食也。但见此症，脉必缓弱无力，或浮空，或迟，身不恶寒作热，口不燥渴，饮食后腹作膨胀者是也。又有因肾中真阳衰败，无气化物，如煨饭时，釜底无火，岂能得其饭之熟哉。倘若脾胃受寒者，宜温补脾胃。方：北条参四钱，焦术三钱，箭芪二钱，白蔻仁钱半，砂仁钱半，丁香钱半，法半二钱，附片钱半，胡椒钱半，干姜钱半，红枣、煨姜引。肾阳衰败者，宜水中生火，填补真阳，釜底有火，其饭自熟矣。其脉或两寸浮，两关空，两尺沉弱无力，用六味地黄汤加怀膝四钱、甜肉桂二钱、附片二钱、五味钱半。两寸浮数盛者，加麦冬三钱，或加龟胶二钱，亦可早晚空心服，以煨姜、灯心引。

论咽喉

夫咽喉者，为饮食出入之门户，乃人生性命紧要关头，业医者，岂可不知也哉。苟求其知，必当于虚实风淫，推其渊源，然后可以得其本矣。不然概以喉痹、喉风立名，专以甘桔汤、麝干冰片散为治，多伤人性命矣。慎之。慎之。

凡阴亏喉痛者，外无恶寒发热三阳表症，脉见浮数，重按则空，舌红色润而不枯，不结黄苔、白苔者是也。大便如常，小便赤，或大便干结，小便短少者亦有之。治法宜大滋真阴，使水升火降，其痛立止。方：大熟地八钱，茯神三钱，怀药二钱，丹皮钱半，怀膝三钱，麦冬二钱，萸肉钱半，五味一钱，煨姜引。早午晚空心服，忌一切热物厚味。倘服药二三剂不退者，此非药不对症，乃浮泛之火，失其归源之道。即于此方内加甜肉桂一钱、附片钱半，取其以火导火，随手见效，用前方原引。

凡因阳明之热而作者，其舌必有黄苔，或于上腭等处现有大小白泡点形，或兼见大便燥结，小便赤热，口渴作臭气，喜冷恶热，再加时见齿流鲜血者是也。其脉必六部浮洪，或实大有力，或沉细沉劲，沉实有力。治法宜用推荡阳明之热，自愈。方：生军钱半，生地四钱，知母二钱，条芩二钱，怀膝三钱，丹皮钱半，槟榔钱半，莱菔子钱半，木通钱半，桔梗一钱，元参二钱，石膏二钱，灯心引。倘其人素有阴亏者，于此方内加熟地黄数钱以兼滋阴，乃为活法。不然积滞除而浮泛之火不息，又其奈何哉。积热而兼阴亏者，用此法。若阴亏而兼见积热者，宜于六味地黄汤内加生军钱半、知母二钱、槟榔一钱、鲜石斛二钱，滋阴兼以去滞也。

凡因虚火上浮，外又感受风寒之邪，与虚火交结而作痛者，其脉必见浮数而大，或浮细而数，舌红润无黄白苔。惟头顶外稍见肿热，亦有不作肿者，但细察其由来之故，宜以散外邪，滋真阴，使邪散火息而全愈。受外邪得者，忌一切油荤。方：熟地八钱，怀膝四钱，柴胡钱半，荆芥一钱，干葛一钱，桔梗一钱，薄荷二分，前仁二钱，灯心十节引。

凡因平日不节饮食，或多食炙煿，或过饮烧酒，淫逸热毒，积于六腑之间，偶因触动，忽然一发，咽喉肿胀作痛赤红，或溃穿出脓汁血，外亦赤肿胀，饮食难下，此等症乃最恶之症也，十难全一二。若见机于未发之先，大服清热解毒之药，以消其毒，不多延时日，或可望其有救矣。方：生军二钱，川连二钱，连翘二钱，花粉三钱，栀子三钱，生地三钱，丹皮二钱，知母三钱，条芩二钱，木通二钱，瓜蒌仁三钱，石膏二钱，灯心引。忌一切发物。但此症脉必浮洪而大，或实大有力，或沉细有力，求其速效，诸药生用。四者之外，又有感受风热之毒，阻滞经络不通，忽患喉中作痛，渐渐有封喉之势，即着人于男左女右，或左右俱用，手从病人头颈、肩背推至大指数十下，即用细磁锋刺大指内边近指甲一分，名少商穴，刺去恶血，即消。生蛾子，亦于数法中求治可也。

又除此数者之外，或偶食炙煿热物，喉间忽作气塞不通之状。此热气作泡于喉，药针不能到，务即速速取冷水一大盆，速将两足浸于冷水中一时，使热气下降，其泡自消破矣，忌厚味热物十余日。冷水要泡至膝胞处，若冷水过浅者，不效。此法多传人，大阴功也。

论　肿

夫肿者，浮满也，而头面、手足、周身、胸腹皆有之矣。要明其肿虽同，而其因则异耳。治此症者，不可不究其原矣。

凡因气虚而作肿者，乃因气虚不能运动，或朝而面肿，夕而足肿，或自膝以下皆肿，每日如是。或腹作胀满如鼓者，虽同一气，然其正气之虚，面色必晄白，口不作渴，身不潮热恶寒，脉必迟缓无力，或浮弱，或沉弱，舌白色，大小便如常者是也。治宜大健脾胃，稍兼疏通，使清气上升，虚气下降，一举三得，自可全矣。方：北条参五钱，箭芪三钱，焦术三钱，茯苓三钱，白蔻仁一钱，砂仁钱半，甜肉桂五分，当归二钱，炙柴胡五分，炙升麻五分，槟榔五分，红枣三枚，煨姜三片引。忌生冷。药之分两，斟酌量用。

凡因大病后作者，乃是正气大伤，宜纯用温补，以补为消可也。方：北条参五钱，箭芪三钱，焦术二钱，茯苓三钱，白蔻仁钱半，甜肉桂五分，当归二钱，炒枣仁二钱，福元、煨姜引。忌生冷。

凡因阳明积热，大便不利，以致腹中作肿如鼓者，其脉必实大有力，或沉实有力，或沉细有力，舌必有黄苔，或兼作口渴身热者亦有之。治宜推荡阳明积热，通其二便，其胀自消。方：大黄二钱，厚朴钱半，知母二钱，槟榔钱半，莱菔子二钱，沙参三钱，当归二钱。甚者，加芒硝一钱。忌一切厚味，剂之大小，量病轻重用之。

凡因肾阳虚弱，不能化气，腹中膨胀如鼓，气上喘不能仰卧，举步艰难，此乃气不归原之故。但此症，脉必浮空，重按则无，或两尺沉弱，口不作渴燥，大小便如常，或溏，小便觉多。宜大滋真阴，敛真阳，以化气，可见全功。方：大熟地六钱，茯神三钱，怀药三钱，怀膝三钱，丹皮一钱，泽泻钱半，萸肉二钱，枸杞一钱，肉桂一钱，附片钱半，五味一钱，或加故纸（酒炒）三钱。

凡因肌肤腠密，感以水邪，弥满四肢，腹中作胀，甚者，形色如水晶，此水势闭固不通。但此症，脉必浮大而滑，或坚实有力者是也。治法宜以导水去邪，其肿即消。方：丑牛三钱，槟榔钱半，枳壳钱半，前仁钱半，脉滑者加沙参三钱、箭芪二钱、茯神三钱、当归二钱。仿服前方不消，脉大有力者，以甘遂、芫花量用，水煎服。

大凡以上诸症本有所因，治此症者，因其所因而治之，务于临症时，细心体察诊视，以尽其活人之心。倘毫厘之差，生死反掌，可不畏欤？

论下痢

夫痢者，自作泄也，然其名虽同，而虚实表里有不同也。治此症者，当审其各因以治之，可易见功。若不分虚实表里，概以治痢之法治之，或专以罂粟壳、川连、石榴皮等味服之，多有误死。倘明其虚实表里，随症施治，无有不愈。

凡因阳明积滞而下痢者，脉必洪有力，小便短赤，舌间必有黄苔，口或作渴苦，或不作渴苦，腹中或胀痛，宜大推荡阳明积热，使积滞去而痢自止。不知者，不明通因通用之法，反谓痢不可下，则误矣。方：沙参三钱，当归二钱，生军钱半，酒军钱半，槟榔钱半，莱菔子二钱，木通二钱。口苦加条芩二钱，大渴加知母二钱。服之愈下者，乃积滞去尽之兆也，不可畏惧停药，随服数剂，舌无黄苔，方可自愈。

凡因气虚受寒，而诊其脉必缓弱无力，舌白色，小便长，不发热，不大渴。或下伤津液，不能上升，而口干作渴者亦有之。若渴亦必喜热饮，治法宜大温补中宫，驱寒复阳，其痢自止而愈。方：北条参五钱，箭芪三钱，焦术三钱，茯苓二钱，白蔻仁钱半，砂仁钱半，附片钱半，肉桂一钱，故纸（炒）三钱，益智仁三钱，炙草二分，红枣、煨姜引。忌油荤生冷。若大病时过服寒凉药，病愈后复下痢者，亦服此方。恐其胃中稍膨胀者，于此方内加莱菔子五分、槟榔五分、广皮五分以消虚气。无膨胀者，服原方不必加莱菔子、槟榔、广皮。又有因虚寒下痢，日数次，甚者正气受伤，反下其血。治病者，切不可误认为热而改用寒凉，以害人性命。慎之。慎之。

凡因三阳经感受风寒之邪，医家失表，表邪入于胃，而下陷作痢者，仍从三阳经表症治之。但因三阳经风寒之邪得者，必先见三阳表症之情形，然后下痢者是也。方：沙参三钱，当归二钱，桂枝一钱，柴胡钱半，干葛钱半，麻黄一钱，炙草二分，红枣、生姜引。如无太阳经寒伤营之症，不用麻黄。因表邪而得者，脉必浮数，或浮而兼紧，舌无干黄苔。

凡因秋燥而得者，因立秋之后，大旱不雨，人感其燥气，以致六腑不清而作者，其脉必洪数而兼劲，或细数有力，口作渴，小便赤浊，舌必干枯。下痢时，肛门如火烙，或兼见赤白两下者有之，或下如紫色者亦有之，其臭难闻。治宜清热解毒以除其燥热可也。方：元参三钱，川连二钱，知母二钱，条芩三钱，生地四钱，丹皮钱半，栀子二钱，花粉三钱，木通钱半，阿胶三钱，灯心引。轻重之剂，俱各量用。

然则数症之外，又有阴亏而得者。大凡人生五脏六腑流通收敛，皆赖阳气为主。今真阴亏损，不能敛其肾中真阳，故六腑之气，失其收敛之权，以致下痢。治法宜大滋真阴，使真阴一足，真阳自藏，然后五脏六腑流通收敛之气，自有权矣。但因此而下痢者，其脉必浮大，浮洪而兼数，重按则空，两尺部更甚，舌无干黄苔，不恶寒发热，口亦知味，饮食亦不大于减，必大滋其阴，使水升火降，阴阳相恋，正气一复，而升降之气自安，痢岂不息哉。方：大熟地八钱，茯神三钱，怀药三钱，丹皮钱半，真阿胶三钱，萸肉二钱，五味子钱半，泽泻钱半，灯心、煨姜引。

凡治痢症者，务必在舒驰远先生《伤寒集注·痢症门》参详调治，自可得法，切勿持一己之偏见也。

论疟疾

夫疟者，乃伤寒中别名也，古无此名，后人所立。然此症寒热虽同，而所因各异，辨其因以治之，如桴应鼓。专执成法以治之，万难见效。治疟疾者，可忽乎哉。

凡因风寒伤其营卫起者，乃风寒之邪入于经络阻滞气血，邪正相混不分，邪正交争，阴胜则寒，阳胜则热。邪正各分，寒热止矣。治之者，宜以生沙参三钱、当归二钱调和气血，麻黄钱半（散太阳经寒伤营之邪）、桂枝二钱（散太阳经风伤卫之邪，接引寒邪分出）、干葛二钱（散阳明经风寒之邪）、柴胡二钱（散少阳经之邪），枣姜为引，服后发汗，使三阳经表邪从汗而解，病自愈。恐病重药轻，服药后，寒热或挪前移后，渐轻者，病退之机也。不必停药，原方再服一二剂，可以去尽表邪。但服后剂，只忌风，不必发汗。若由此而得者，脉必浮数，或浮数兼紧，头项强，腰背骨节疼痛者亦有之，此太阳经症也。两侧头痛，少阳经症也。鼻筑不通，或流清涕，或眼眶痛，阳明经症也。饮食知味，舌无黄苔，大便如常不艰难，惟小便时黄赤，口不渴苦，即渴喜热饮，独畏风寒，其脉必见缓弱无力，迟而无力，或浮数重按即无者，是正气衰也。务于方内加箭芪二钱、茯神二钱。舌见白色，有畏寒者加附片钱半、安桂一钱以助阳气，白蔻仁一钱、胡椒钱半以散胃寒，其症自愈。忌油荤生冷半月。若其病人素有阴亏症，即加熟地数钱或一两以助生津发汗。惟舌见纯白者，禁用地黄，盖地黄纯阴之品，多有碍胃寒故也。

凡因阳明里热积滞，邪热伤正，胃中清净之气被邪热混杂，布散周身经络，阻滞气血，邪正相争，阴胜则寒，阳胜则热，邪正各分，寒热止矣。治之者，宜用沙参三钱、大黄（去阳明里热）、厚朴一钱、槟榔一钱、莱菔子钱半以推除积滞，兼佐大黄之力速下，知母二钱（去阳明邪热口渴）、条芩二钱（去少阳口苦之症）、木通二钱（利小便热）、当归二钱，或稍加常山（消散邪热，服不大下者），加芒硝一钱助其速下之势。若由阳明里热而得者，脉必实大有力，沉实有力，或洪实有力，或沉细有力，或舌有黄苔，口作渴苦，欲饮而不思食，即食亦些需少知味，大便或微结或不结。又有因热作泄，时时肛门如火烙，小便赤浊等症见之者是也。如无口苦，去条芩。倘外见有阳明表热之症，其脉又兼见有浮大而空，或数而空，举指有余，重按而空，此兼见正气弱也。宜于方内加沙参三钱、当归二钱，二味调和气血，助其速下之势，可以固其正气。若病人平日阴亏，加熟地黄数钱，以免伤其真阴。忌一切油荤生冷半月。再恐病人口渴，每兼饮清洁冷水二三次或雪水更妙，以助其清热之势。不忌生冷。不饮冷水者，食西瓜亦可。热退即止，不可过用。

凡因病后气血大亏，失于调养，以致阴阳不和，偏阴则寒，偏阳则热。气血调和而寒热平矣。然因此而得者，脉必缓弱无力，或迟弱无力，或浮大重按全无，或沉细无力，舌色或淡红、淡白而无黄苔，口不渴苦，即渴亦喜热饮，周身骨节不痛，大小便不艰难燥塞，饮食知味。治宜大补气血，俾正气有权而还原，其病自全。方：北条参四钱，箭芪三钱，焦术三钱，熟地八钱，当归二钱，炒枣仁二钱，安桂一钱，福元三枚、煨姜三片引，或加附片钱半、五味钱半亦可。如果专是气虚阳弱，脉迟弱无力，或浮缓无力，治宜用纯补气生阳之药，脾胃得权，而寒消矣。方：北条参四钱，箭芪三钱，焦术三钱，附片钱半，安桂一钱，白蔻仁一钱，丁香钱半，干姜钱半，胡椒二钱，煨姜三片、红枣三枚引。忌油荤生冷。再有久疟不愈，脾气大伤，每于饮食后，腹中稍有膨胀，早起头面浮肿，晚间两足浮肿者，此乃虚气外浮，于方内加槟榔尖五分、莱菔子五分、广皮五分以消虚气，其肿即平。

又有前数症外，凡于夏月暑热之时，热极之至，或饮食汗出，即乘凉于当风之处，风邪随汗孔窍入于经络，或乘夜贪凉，多受寒露之邪，浸入经络，正气虚弱，不能发泄，而邪正混杂成此者。脉虽浮数，重按则空，渴必喜热饮，而恶寒凉，又必畏风，舌无黄苔，或淡红、淡白，饮食知味，用大温补之药温补正气，以散其寒，使邪由汗而解。方：北条参五钱，箭芪三钱，焦术三钱，白蔻仁钱半，砂仁钱半，附片二钱，安桂一钱，丁香二钱，胡椒二钱，煨姜三片、红枣三枚引。服后发汗。

如见三阳表症，量用三阳表药散之，亦法也。无有三阳表症，发现惟恶风者，不加三阳表药可也。盖此法治疟疾秘诀。人于此数法，推其因所因而治之，不能误人，若专以无痰不成疟，仅以槟榔、常山、草果、鳖甲、首乌治之，轻者重，重者死矣。医者造罪，死者含冤。予不忍坐视杀命，于是辨明其病之由，可否有当，高明指示，较诸家治疟治法何如乎？

又考之圣经，天覆地载，乾坤造化，万物生成。张子《正蒙》：天左旋，处其中者顺之，少迟则反右矣。又日月星辰系以天，日往月来，昼夜无间，春夏秋冬，四时成岁，乃天地自然不易之理。所以造历者，以日为主，阳统阴也；以冬至为始者，阳始生也。则闰余成岁，日食月食，虽千万岁之久，推之无差，故知之矣。若夫风雨晦明不测之变，不惟造历者不知，即古圣人亦推其理而论也。盖人生气血阴阳，周流遍体，与天地覆载，日往月来，周而复始，同一理也。故神农辨百草，后始有医药。业医者，始能体神农之道，详其阴阳生克制化之理，又审人身五脏六腑，气血盛衰，寒热虚实，相感其因以治之，则天地生万物者一理，而医之治万病者一理也，况其疟乎哉？若舍此天人一气之理，而求神明不测之妙于形迹者，圣人未能指其实而言之。虽然难言之矣，予非体天人一理，与寒来暑往不息之理，辨疟疾寒热交作之道，医之理自在哉。可否为用高明政之，以便济人，如得我师，予愿踵门而学焉。

再如疟之作者，或一日一发，二日一发，或三日一发者，何也？此无他论，推其受邪轻重，日多日少也。详其重轻深浅以治之，形迹昭然矣。好奇方异术者，徒劳无功也。噫。世之不明儒理之医，与目不识丁之医，可乎不可？

论霍乱呕吐

盖霍乱者，时人所立之名也。乃由胸中忽感其邪，正邪之气混合而成。但此症有三因矣，不能一定。

一因正气衰弱，感冒外邪入于胃间，外邪与正气相夺，胃中正气被扰，逆而上越，故作呕吐不止。若由此得者，大人脉必浮数无力，或浮紧，或缓弱无力；小儿鼻流清涕，面色晄白，大便或溏泄，小便稍黄，外现有三阳经表症之情形。治法以大温补温中散邪，些些加表药以散邪，自可全矣。方：北条参五钱，箭芪三钱，焦术三钱，茯神三钱，白蔻仁钱半，法半二钱，附片二钱，干姜二钱，煨姜三片引。

一因胃中素有积热，忽又感受风寒闭阻经络，使胸中清阳之气被外邪凑积，热势弥满胸中，故作此呕吐也。但因此得者，大人脉必浮洪有力，或实大有力，或沉细有力，舌必有黄苔，喜冷饮恶热，或身中不时作汗，除小儿诊脉外，一同治之，宜用推荡清热，其呕自止矣。方：大黄（生熟量用），槟榔尖钱半，莱菔子二钱，知母二钱，条芩二钱，花粉二钱。无口苦者，去条芩。大便结燥不通者，加厚朴一钱、芒硝钱半。二便如常，去硝朴。再大小便自利者，此热在上焦，未入大肠，宜用白虎汤，加黄连可也。兼有阴亏者，于此方内加熟地数钱，生其真阴，乃法中之法，不可泥而不用，束手无策矣。

凡因脾胃素弱，一经寒凉伤胃而作呕吐者，其脉必缓弱无力，或沉细无力，或沉而迟，舌必白色，身必恶寒，外无三阳表症，二便如常，面色必晄白，口不作渴，但遇此症，无论大人小儿男女一体治之。得此症者，多不欲食，法宜大温其胃，兼补其气，逐寒以回阳，不可寒热杂投，愈服愈吐，至死不明，心何忍乎？方：北条参四钱，焦术三钱，茯苓三钱，白蔻仁钱半，砂仁钱半，附片钱半，干姜钱半，法半钱半，煨姜、红枣引。甚者加丁香钱半、胡椒一钱，立止。

论上吐下泄

夫人之生也，饮食为本，若脾胃有权，泰然自得，则饮食运化津液，灌滋周身，岂有作吐作泄哉。乃若以吐泄交作者，自有其因而然也，专斯道者，详其所因而治之，百发百中，不可不明辨也。

凡因饮食之际，忽感风邪随其饮食入于胃间，饮食与邪相争，胃不能容，故作此症也。但因此而得者，脉必浮大而空，或浮数而空，腹中或痛或不痛，舌白色，口不渴苦，身不发热恶寒，惟面色觉有伤寒之形状。治之者，勿求他法，宜以温其中而邪自散，兼以平胃可也。方：沙参三钱，焦术三钱，茯苓三钱，白蔻仁一钱，砂仁钱半，法半二钱，厚朴五分，槟榔尖五分，莱菔子五分，苍术五分，煨姜三片引。忌厚味生冷，或稍加藿香钱半、干葛二钱亦可。

凡因饮食大寒，或过啖生冷等物，伤其脾胃，使中宫无权克化，以致上吐下泄者有之。但见此症，脉必缓弱无力，或沉迟无力，或细弱无力，舌必白色，腹中时痛，口不渴，即渴亦喜热饮，身必稍畏风寒，面必晄白者是也。治法宜大用回阳温补，驱其阴寒，以复其阳，上不吐而下不泄矣。治法方：北条参五钱，焦术三钱，箭芪三钱，白蔻仁钱半，砂仁钱半，法半二钱，附片钱半，干姜钱半，故纸三钱。甚者加丁香钱半，吴萸子钱许（以开水泡，去苦水，姜汁酒炒），安桂一钱。服之不止者，即以回阳酒，热好量饮，无有不愈。若不愈者，死症也，切莫妄治，以自取其辱矣。

凡因阳明积热，忽因饮食感动，作此上吐下泄之症。然由此作者，脉必洪数有力，或实大有力，或沉细有力，舌有黄苔，口渴燥，好饮冷，心身或时而生烦躁，面中或于早饭后，或于午中，必有热气发外，不思饮食，或兼口苦者亦有之。治宜推荡除热之法。方：沙参三钱，生军一钱，酒军钱半，当归二钱，厚朴一钱，槟榔一钱，莱菔子钱半，知母二钱，条芩二钱，木通钱半，灯心引。服后诸症退去，惟热未尽者，恐其久热伤阴，务于方内加熟地数钱或一两以滋其阴，其热自退。看此症，总以舌上黄苔退尽为度。然此三症，约略相同，而其因其治大有间矣。治此症者，宜细察前三法，分别施治，则四时男女大小皆同一法。倘不分辨其因，概以一见，偶而一中，侥幸万一，诸多相左，性命攸关，慎之。慎之。此法可与痢疾按合参。

论汗并收汗止汗

夫汗者，乃人身之津液而成，气以化之，由毛孔窍发泄于外，故阴足之人，服表汗药时，其汗易出。阴亏之人，服表药难汗者，非难汗也，是内之津液已亏也。务于方内加熟地数钱，以生津助汗，其汗自得矣。然又有阳虚之人，肌肤不密，每于动作饮食之际，无论春夏秋冬，头汗如雨者，此阳气虚弱不能闭固，故气虚易于发泄也。但见此等症，务宜久服健脾扶阳之药，使正气足而肌肤密，其汗自敛，否则阳愈衰而阴愈败，终难益寿。然此二者，不过辨阴阳虚实。而二者之外，有因皮肤感冒风邪，伤其卫分，毛孔不闭，汗随邪外越不收，治法宜桂枝等药，随症加减，以散其邪，使风邪去而毛孔闭，其汗自收矣。

凡因阳明积热之气，内郁不散，故时而作汗者，乃因积之热，借毛孔之窍，发泄于外，治宜推荡清热，使内热除而汗自止矣。方：沙参三钱，当归二钱，生军一钱，酒军钱半，槟榔一钱，厚朴一钱，知母二钱，花粉二钱，灯心引。

有因阳明热盛，服推荡清热方，若汗不速收者，此是阴不胜阳，即加饮雪水，或冷水二三碗，使阴能制阳，其汗立止。

凡因平日正气本虚，倘感外邪，庸医仅知发表，不顾正气，汗出如雨，此乃过发之汗，治宜大温补之药回阳收汗。方：北条参五钱，箭芪三钱，焦术三钱，茯苓三钱，附片二钱，安桂一钱，五味钱半，或加熟地亦可，煨姜、红枣引。

凡因大病后，气血未复元，睡熟而出盗汗者，此系病后失于调补，正气不足，治法调补气血，使气血还元，其汗自止。方：北条参五钱，箭芪三钱，茯神三钱，当归二钱，枣仁二钱，枸杞二钱，熟地八钱，五味一钱。阳过弱者，加附片二钱、安桂一钱。盖此数法，乃论收汗止汗之妙，而收汗止汗之外有发汗焉。

论发汗

夫发汗者，是汗之闭固不出也。然其法，亦有二端。有因太阳经被寒邪伤其营分，蔽固毛孔之窍，内气郁聚不散，周身发热烦躁而不汗者，脉必浮数兼紧，或浮数兼劲，头项腰背骨节强痛，舌无黄苔，大小便不艰难。治法宜用方：沙参三钱，当归二钱，麻黄钱半，桂枝二钱。若脉见浮数，病人平日阴亏者，宜加熟地数钱，以助其阴，汗自易出，周身之热自平矣。

凡因气旺体坚之人，肌肤腠密，阳明积热不能外泄，周身作热不休，舌有黄苔，口苦作渴，脉实有力，或沉实有力，或浮数有力，欲饮冷水者，治法宜推荡清热之药，加多饮雪水，或冷水数碗，使阴能化其阳，透开毛孔，必大作战汗，一汗而愈。但作汗时，必大恶寒，寒止即大出其汗，汗出如流，不必畏惧。又切不可谓汗出过多，即服温补以止其汗。慎之。慎之。恐一服温补，内热未除，而热又复发，终难救矣。

论饮雪水冷水

夫冷水者，乃未经火煎之水，纯阴之气也。雪水者，乃寒气之至极，雨之凝结而成。斯二者，其性寒，其味甘淡。然雪水更甚冷水之寒，所以余治阳明积热并四时之热症，无分男女大小服药后，必着饮雪水一二碗，无雪水，冷水亦可。取其纯阴之物，化其纯阳，世人不知此法，往往见愚用之，反私谓不该用矣。岂知愚之用此法者，非己之偏见，乃遵先王生月令之法也。故《诗》曰：二之日，凿冰冲冲；三之日，纳于凌阴；四之日，其蚤，献羔祭韭。始启冰而庙之。至于四月，阳气毕达，阴气将绝，则冰于是大发，食肉之禄，老病丧浴，冰无不及。又《周礼·籥章》：仲春击大鼓，吹豳诗以逆暑。此天地阴阳造化之妙，习医而不明此道者，不足以为医也。明乎此，知愚之用此法者，是以统天人一理之道也。

论 热

凡因表邪发热者，其热势必烙手，有汗而发热者，此为太阳经风伤卫也。宜以方：沙参三钱，当归二钱，桂枝二钱，生姜、红枣引。发汗以散其卫分之风邪，其汗止而热自平矣。若兼有少阳表症加柴胡，有阳明表症加干葛。若表邪者，舌无黄苔，大便如常，小便黄浊，如发热无汗，有头项强，腰背骨节痛，四肢无力。此太阳经寒伤营，用麻黄二钱加入前桂枝方内，量用发汗，其热自止。服药时，要忌油荤生冷。

凡阳明积滞而发热者，其热烙手，其脉必实大有力，或洪数有力，或细数有力，或沉细有力，舌必有黄苔，口作渴苦，大便不燥结，小便微热。热在上，未入于脏间，治法宜清热以去其胃中之滞可也。方：沙参三钱，知母二钱，花粉二钱，条芩二钱，石膏二钱，泽泻二钱，灯心引。若兼见大便结燥，小便赤者，此热入于肠中矣。宜用方：沙参三钱，当归二钱，生军钱半，厚朴一钱，槟榔一钱，莱菔子三钱，知母二钱，木通二钱，灯心引。再兼见脉浮数，其人久热伤阴，宜于方内加熟地数钱，口苦加黄芩二钱。

凡因太阳经邪传入膀胱，变为蓄血，小便赤，大便不结，少腹下有硬块，按之痛者，此为蓄血故也。宜大破其血，蓄血去而热自止矣。方：生地五钱，桃仁三钱，红花二钱，归尾三钱。亦有兼生军钱半、木通二钱，其脉亦实大有力，或沉细有力。

凡阴盛逼阳于外，并气虚阳浮于外而作热者，或有汗其热势必和缓，不能烙手。此乃阳虚之症，即宜用参芪术苓附片，煨姜、红枣引，大剂服之，以回其阳，而热自止矣。但见此症者，舌必白色，脉必缓弱无力，或浮大，重按则空，皆是此症也。切勿误认为邪热而误治之，药下即死。

凡少阴之邪发热者，虽肌肤烦躁烙手，大便不结燥，独小便赤热短，舌必鲜红，甚至赤如朱者亦有之。所以只清热，兼利小便，不可大下。且厥阴有纯阳无阴之症，亦仿此辨别治之，再从《集注》六经定法参详，其精微之妙，自可见矣。

论 气

气本人生，始受乾坤之造化而有，为人身之本也。故人有气则生，无气则死，于斯昭然矣。盖人之有气，即如天之有日，天有日，万物得阳而生，人有气，耳目口鼻手足得其机，而能视听言动。明乎此，可知男女大小周身本乎一气，不必分男女大小，心肝脾肺肾各有一气也。所以治气病者，弗问其病在何处，只细察其气之虚实。若因实热积滞，气痛气胀者，其脉必实大有力，或洪数有力，或沉细有力，或缓大有力，重按鼓指不弱，舌有黄苔，口作渴苦，不欲食，得食，其痛胀愈甚者，治法宜从推荡去滞清热之法治之，其滞通则其痛自散矣。内热者，小便多赤，大便不爽。

若因虚而得者，正气无权，不能运化，虚气凝而不通，或痛或胀。但因虚者，脉必缓弱无力，或浮而空，或沉细而微迟，重按全无，或散漫无神，舌必白色，口不作渴苦，大小便如常。服破气利气药更甚者，治法宜从温补，使气有权，稍加行气之药，引气下行，消其虚气，其痛即止。大抵治诸气痛者，不拘虚实，痛则不通，通则不痛，一定之理也。若夫以男子主气，女子主血，以人身右半属气，左半属血者，皆非也。盖气因血而凝聚，气血合则生，气血散则死。又曰气为血之本，气存则血存，气散则血散。所以人绝气之后，一身之中，皆无血矣。况气实之人，饮食健旺，生平少病，气虚之人，饮食不多，四时常病。业医者，不可不知其气之源也。

去滞清热方：沙参三钱，当归二钱，厚朴一钱，槟榔一钱，怀膝三钱，酒军二钱。热滞甚者，或用生军钱半、莱菔子二钱、知母二钱、黄芩二钱、丑牛二钱，稍加米酒为引。

温补方：北条参四钱，焦术三钱，箭芪（米炒）三钱，白蔻仁钱半，茯苓三钱，砂仁（姜汁炒）钱半，炒枣仁三钱，陈皮、安桂各五分。小腹痛甚者，加吴萸子（以开水泡，去苦水，姜汁酒炒）钱许，煨姜三片引。

论 风

夫风者，天地阴阳之变化也，有影无形，无处不到，无窍不入。然而有正风焉，有贼风焉，由正而生者，其来和缓，顺四时而长养万物，人虽稍感而无害；由贼而生者，其势烈，反四时而杀万物，人感之而成病，所以古人有避风如避箭之说。且风之生也，无论四方四时，当风之处，必生寒凉，可见风之中有寒者矣。凡大人小儿，若遇风起之时，当宜小心避之，免其受害。

一大小男女，无论四时，倘感冒风邪而头痛两侧，鼻塞流清，发热恶寒，周身骨节不痛，此感邪之轻者，只宜疏散风邪，自愈。方：沙参三钱，当归二钱，柴胡二钱，干葛二钱，桂枝二钱，生姜三片引。但感之轻者，脉必浮数而稍见洪，或按之而空，服药后，微微发汗，有咳者，加麻黄一钱、紫苏一钱。若见有背节骨痛，或周身骨节痛，此感寒之深也，宜大发其汗，以散其邪。发汗方：沙参三钱，当归二钱，桂枝二钱，麻黄钱半，生姜三片为引。见有两侧头痛者，加柴胡二钱；见眼眶骨痛鼻塞流清，加干葛二钱，大发其汗。如汗出后，诸症退尽，即止药不必再服。恐诸症还未退尽，再将前药渣煎服。忌风不发汗，恐犯汗多亡阳之症，难以调治。凡受风邪之重者，其脉必浮洪，或浮大而数，或浮数有力兼紧，舌淡白，宜发汗方中加焦术三钱、箭芪三钱、制附片二钱、法半二钱，取北条参四钱，易去沙参，温补正气，发散深邪。若兼见舌有黄苔，口作渴苦，大小便赤热，或大小便结燥，小便赤短，脉重按有力，不欲食，此系外感之风邪，蔽固毛孔，而内热积滞不通。宜于发表方内加大黄钱半、厚朴一钱、槟榔钱半、莱菔子二钱、知母二钱、条芩二钱、木通二钱，灯心十节引。一以发汗，一以去热，一举而两得焉。不然独先发其汗而解表，恐内热愈加，而症愈变矣。

凡大人小儿于春夏秋冬，及夏暑当盛之时，或饮食出汗，或动作出汗，此时周身毛孔俱开未闭。若畏热贪凉，乘凉于当风处，风邪浸入肌肤，发热恶寒，即疏散而愈，倘深入腠理，必成伤寒大症，或变为疟疾者亦有之。治之者，当于前数法内求治之，自可得法。切勿妄治，以误人性命，慎之。

一大人小儿，当夏暑之日，乘凉于当风之地，或卧或坐，感受风邪，透入经络，伤其头则头病，伤其耳目则耳目病，伤其手足则手足病而不能举。惟身不发热恶寒，口不作渴苦，舌无黄苔，大小便如常，此宜温补兼散风邪之药，连服数剂，温中驱寒，其病自愈。方：北条参五钱，焦术三钱，箭芪二钱，附片二钱，安桂钱半，法半二钱，麻黄一钱，桂枝二钱。如见舌白色者，加白蔻仁（姜汁炒）钱半、砂仁钱半、煨姜三片、米酒少许引。服药忌风不发汗。

一大人小儿于饮食时，或饮食后，迎风入内，或作呕吐，或作服痛下泄者，此皆风邪入胃故也。即宜温中，其邪自去，切不可服藿香等疏散之方，愈伤其气，多有变症。方：北条参（米炒）四钱，焦术三钱，附片一钱，干姜钱半，法半二钱，荜茇（姜汁炒）二钱，砂仁（姜汁炒）钱半，白蔻仁（姜汁炒）钱半，煨姜为引。

一大人小儿坐卧之处，恐有壁吉窗孔之风，宜小心避之，所以有治风邪寒邪数法。凡治之者，务宜小心斟酌用药，小儿亦宜量用，万不可概论也。

一人之正气衰弱，惟外体而胖，素少调治，忽正气一绝而死。知之者，只论其正气绝也，不知者，只以为中风也。

论 寒

夫寒者，有内伤外感之易，非其一也。内伤者，人之饮食，偏过食寒凉生冷。外感者，天地肃杀之令，风雨晦明之变。治之者，当求其内因外感，按症疗治，切勿一列论也。

一大人小儿，凡因饮食偏于寒凉生冷过多而病者，脉必缓弱无力，或沉迟而空，或微细无力，舌白色，饮食喜热恶冷，或作呕吐下痢，或腹作痛。治法宜大温补之药，温中补气，使阳旺而阴自散，病亦自愈。方：北条参（米炒）五钱，焦术三钱，附片二钱，法半二钱，干姜钱半，砂仁（姜汁炒）钱半，白蔻仁钱半。呕吐者加丁香二钱、胡椒二钱，小腹痛加吴茱萸（以开水泡，去苦水，姜汁酒炒）一钱，胃间痛者加安桂（取心）钱半，气膨胀者加槟榔五分、莱菔子四分，煨姜三片引。忌一切油荤生冷。加饮回阳酒更妙。回阳酒方：甜安桂一钱，白蔻仁一钱，肉豆蔻（灰面包煨，去油）一个，红豆蔻钱许，砂仁二钱，高良姜一钱，白砂糖四两，鸡子清三个，好汾酒一斤。如法制好，去渣，温饮。若因外感而得者，其脉浮而兼紧，或细数而弦，或迟而沉，或周身骨节痛，手足麻木，或手足挛拘。此系寒伤经络骨节，宜散其外寒自愈，盖辛以散其寒也。若见六脉缓弱沉迟，细微无力，重按全无者，大用温补之内，加些许散寒之味。头痛两侧者，加柴胡二钱，散少阳经之寒；眼眶痛，鼻流清涕，加干葛二钱，散阳明经之寒；或背节骨痛，或周身骨节痛，加桂枝二钱、麻黄钱半，散太阳经之寒。

论虚寒邪寒之辨

凡因正气虚弱而恶寒者，其寒时不定，或一日二三次，加衣就暖即止。因邪恶寒者，寒有定数，或一日一次，或二日一次，必不移时，作寒时，即重裘厚被亦不能息，要寒尽则止。再于治疟疾法中参辨，则内伤外感自昭然矣。

论酒病

酒虽出于五谷，而实由于曲以化之，水以济之，然后成也，故曰酒能生湿热。是故阳旺者饮之，湿不胜热，阳气得曲之性以燥之，是以常患阳明里热症。热攻于上，或头痛、耳溃、目赤，或喉痛、鼻血、吐血、齿痛出血；热伤其手则手废；热流于下，或大便结，或作泄下血，或小便痛，或作血淋，或伤其足自废。因热得者，脉必洪有力，或沉实有力，或细数有力，舌必有黄苔，治宜推荡清热，斟酌量病轻重用药，以去其热，诸症自愈。主方：沙参三钱，当归二钱，怀膝三钱，生军钱半，槟榔钱半，知母二钱，栀子二钱，木通钱半，小便热甚者，加海金沙二钱、滑石二钱，灯心引。药之分两，俱各量用。

凡阳虚者饮之，热不敌湿，湿气得水性以寒之，故常患太阴中寒症。湿积于胃，或作呕，反胃，或作膨胀。湿积少阴，或作腹痛，大便闭塞不通，小便寒闭滞塞。因湿得者，脉必缓弱无力，或沉迟而弱，舌见白色者是也。治宜大用温补药，使阳气得权而寒湿化，诸症自愈。方：北条参五钱，焦术三钱，茯神三钱，白蔻仁钱半，砂仁钱半，法半二钱，丁香钱半，胡椒二钱，煨姜引。轻重之剂，俱各量用。若大便闭塞，寒滞不通，腹痛难当者，用巴豆丸服之，自通。小便不通者，于方内加安桂钱许、川花椒钱许，兼饮回阳酒，亦能散寒滞。

作丸以巴豆取仁，粗纸包好，去尽油成霜时，研细末，以米饭为丸，绿豆子大，以制硫黄为衣，用煨姜汤吞下十一丸，再服温补药，大便自通。

论腹痛

夫腹者，统人生气血五脏六腑于内也，非他经可比。凡男女大小之腹痛者，非腹痛也，是胃与大小肠之气，或被饮食不化阻滞不通而痛，或因寒气凝滞不通而痛，或因热气凝滞不通而痛，或因郁气滞结不通而痛。所以腹痛者，必要先诊其脉，看其舌苔，倘六脉缓弱无力，或沉细而迟，舌见白色者，是寒气凝滞也。若脉见洪大有力，沉细有力，重按不弱，舌生黄苔，是热气凝滞也。若脉见紧涩不畅，是气郁不舒也。寒者，宜温补以散其寒；热者，宜用推荡以去其热；郁者，宜开郁以利之。通则不痛矣，一定之法，切勿以心气、肝气、肺气、膀胱、疝气妄主其方，胡瞎乱治，纵然有效，亦侥幸耳。如食填太阴作痛者，以治食填太阴之法治也。

论遗精滑精

　　且夫精者，筋骨之髓，本人身饮食津液而成，蓄积于筋骨之间，以养其神也。故仙家长寿不老者，必收敛真精以固其神。平人有守者，亦可享其遐龄。惟愚夫不知固守，妄动任为，多至自损，以致其遗精者有之。虽然如是，犹有四因。业医者，岂容忽诸？

　　一因心肾不宁，扰其精神。遗滑者，脉必浮数不静，夜卧少安，治宜平和调养，心莫妄动，而病可全。主方：北条参四钱，大熟地八钱，茯神三钱，怀药三钱，生枣仁二钱，枸杞三钱，杜仲三钱，五味钱半，煨姜、灯心引。兼之平心静养。

　　一因气虚下陷，使肾不能收敛，遗滑者，脉必缓弱无力，宜大补其气，使正气有权，而精自能收敛不下降也。主方：北条参五钱，箭芪三钱，怀药三钱，焦术三钱，鹿茸三钱，故纸三钱，益智仁三钱，萸肉二钱，五味钱半，福元四枚、煨姜三片引。轻重之剂，各宜量用。

　　一因阳明积热，侵入精窍之中，逼迫精滑者，脉必洪大有力，重按不空，或沉实有力，沉细有力，治宜推荡清热也。主方：生沙参三钱，当归二钱，怀膝二钱，生军二钱，木通二钱，槟榔钱半，海金沙二钱，橘核（盐酒炒）二钱，知母二钱，丑牛钱半，灯心十节引。

　　一因过服温补并壮阳之味，使精太旺，遗滑者，脉必洪有力，或沉缓有力，治宜解药之热可也。主方：生沙参三钱，当归二钱，怀膝二钱，槟榔钱半，知母二钱，木通钱半，莱菔子钱半，灯心十节引。或停药勿服，数日即愈。

论手足

夫手足者，人生持物运动之要也，与周身气血贯通联续，所以气血勇盛之人，两手能举数百斤。倘感风寒暑湿燥热之邪，伤其筋骨，不但不能持物运动，且以废矣。若夫治手足疾者，与治周身之法相同。气虚者仍补气，阴亏者仍滋阴，受风寒暑湿燥热者，仍以风寒暑湿燥热治之，未有不愈。大凡患手足疾作痛者，乃邪气凝滞经络，痛则不通。服药以活其气血，通则不痛。治手足方，总用陈米酒为引，可速助其药力矣。

论 胎

夫胎者，万物皆有胎。凡物之成也，必先有胎。惟人受父母之气，三月为胎，然后渐以成形，尽由母之气血滋养。是故母身无病，而胎自安。母身有病，则其胎亦不能安也。知此者，凡人受胎之后，胎若不安，务必审其动胎之原，治其母之病，而胎自安矣。倘不审其动胎之原，治母之病，概以安胎为事，此其庸人也。盖胎本生生之气而成，非作用之物可比，岂能安哉。然而治胎之动者，不必拘其受胎之日多日少，即诊其母病之表里虚实，或发散，或清下，或温补，母病愈而胎自安。切不可谓有孕之妇，不宜发散、不宜清下，又不可谓胎前不宜补，产后不宜下，以古方而误今人。况足月而生者，自然之理也。倘足月而不生者，或因气血两虚，不能送胎而下者有之，有因热邪伤其正气不下者有之。为医者，只当论其病而治之，切不可谓胎前不宜补，产后不宜下为则也。

看小儿秘诀

一小儿初生数日，倘在母腹中，受其热毒者，必有热毒情形著于外，周身面色必鲜红，或紫赤皮破，即问其母，自受胎后所食何物，或偏好某物，宜主解毒方服之。主方：沙参三钱，当归二钱，怀膝三钱，连翘钱半，栀子钱半，条芩钱半，土茯苓六钱，虫退十个，前仁二钱，嫩桑枝、灯心引。毒盛者，加黄连，量用。舌有黄苔，加大黄，量用。如受胎后并未偏食辛辣热物，惟素日阴亏者，宜用滋阴方服之。方：大熟地八钱，茯神三钱，怀膝三钱，丹皮钱半，加皮二钱，枸杞二钱，泽泻一钱，五味一钱，轻重量用。煨姜、灯心引。

小儿受外感风寒者，面色必青，鼻筑气或流清涕，目时有泪，微微发热，舌无黄白苔，不作呕吐者是也。宜服散表邪方：沙参一钱，当归一钱，柴胡钱许，紫苏五分，薄荷二分，防风钱半，生姜引。

一小儿内受寒者，面色必青而兼白，或时呕吐，此胃寒之故，治宜温补驱寒。方：北条参三钱，箭芪（炒）钱半，茯神二钱，怀药二钱，焦术二钱，枣仁钱半，白蔻钱半，砂仁一钱。吐盛者，加丁香一钱、胡椒一钱。面色纯白者，加附片钱许。福元、煨姜引。

一小儿初生以来，面色晃白者，此正气虚弱之故。或有呕吐作泄，外感发热者，宜纯用温补之药，以固正气，自愈。方：北条参三钱，箭芪（炒）钱半，茯神二钱，焦术二钱，炒枣仁二钱，福元、煨姜引。作呕吐者，加白蔻仁一钱、砂仁钱半。盛者，加丁香一钱、胡椒钱半。面色纯白者，加附片钱半、法半二钱。

一小儿发搐作搦之症有四。一因风寒之邪阻滞经络而作者，其势稍稍有力，治宜发表散邪。一因气虚不能运动而作者，其势又稍稍而缓，治宜温补正气。一因阳明里热而作者，舌必有黄苔，口唇必紫赤，兼其搐势有力，治宜推荡清热。一因阴亏，虚火妄动，失其滋养而作者，舌纯红，脸脖必现红色，其势微有力，治宜大滋真阴。

一小儿初生数日，啼哭不止，面纯青者，恐剪脐带时，疏略受寒，宜用煨姜和鸡卵煮熟，乘热去壳开破，伏脐上一刻即去。

一小儿受暑，口渴身热，时发烦躁，宜服清热去暑方。沙参三钱，知母二钱，条芩二钱，白芍二钱。甚者加黄连一钱，或加大黄钱半。

一小儿初生数日及半月、一月、三四月、五六月者，其气血本微弱，稍一感邪，即必见症，非大人可比。倘服药一二次渐退者，正气全在。不效者，其症已极，多有不救。慎之。

一小儿内有积热者，面色必紫赤，舌有黄苔，或时热邪上越而作呕吐者有之，宜服推荡清热方。沙参钱半，当归一钱，酒军八分，槟榔一钱，莱菔子一钱，知母钱半，条芩钱半，前仁二钱，灯心十节引。

大抵小儿发搐之病，各有所因。业医者，果得其表里虚实以治之，岂有不愈？若古方中往往用姜蚕、全蝎、蜈蚣、麝香、川乌、草乌等大毒之药为治者，余不敢从。又时医见小儿发搐作搦之症，往往言四六风者，谬甚。

一小儿自初生后，以及半岁、一岁、二三岁者，但有作惊发搐之病，不必看经纹，只看舌上有黄苔者，乃是里热之症，即用推荡清热之法治之，可以全愈。倘见鼻孔干枯不流清涕，周身无汗，服推荡清热之法不愈者，必是外有感冒风寒之邪蔽锢毛孔窍，里热不能发泄，所以不愈。务宜从权，即用表里两解之法服之，周身得汗，里热发泄，诸症即愈。

推荡清热方：沙参（生用）二钱，当归钱半，怀膝二钱，酒军钱半，槟榔钱半，莱菔子钱半，知母钱半，条芩钱半，木通一钱，灯心五节引。病之轻重，量饮。兼有外感者，加柴胡钱半、干葛钱半、桂枝钱半、麻黄一钱，量儿大小加用，加生姜三片引。忌油荤厚味。

卷之三

头痛医案

治宜都县伍老太太年近七旬，三月初，于署内患头两侧痛，兼腹中气胀作痛，舌微有黄苔。余诊之，两寸脉浮微，按之则空，两关尺缓弱无力。此乃少阳经稍感风邪兼食填太阴。治法宜稍用：柴胡五分散少阳经风邪，北条参五钱、焦术三钱、法半二钱、茯苓三钱补气醒神，安桂一钱化气，小茴一钱（盐水炒）、吴萸子五分（开水泡去苦水，姜汁酒炒）温散阴中之寒而止痛，厚朴五分、槟榔五分、莱菔子一钱、枳壳五分去食，煨姜三片引，二剂而愈。

治一妇年二十余，受胎五月忽患少阳阳明经表证，头痛不思饮食并作呕，口不渴，舌白色。余诊之，两寸脉浮稍兼数，两关尺缓弱无力。此少阳阳明经表证兼太阴经证也。治法宜温太阴脾胃兼散少阳阳明经表邪可也。方：沙参四钱，焦术三钱，茯苓三钱，砂仁一钱半（炒），法半二钱，干葛一钱半，柴胡一钱半，生姜三片引。二剂痊愈。忌油荤。

治赵氏年二十余，忽于禁中，患感受风寒兼受湿气，两少阳经头痛昏重不能举，右边身自肩抵膝，痛不能动，膝以下不知痛痒，传一外科，误认疮肿，以地丁等药一剂即变出口渴、舌黄色、乱言等症。诸病未退，余诊之两寸关浮数，按之则弱，两尺缓弱。此因感风寒之邪兼受湿气，治法宜用散邪除湿可也。服后发微汗。服二剂，头昏口渴，去其八九，手微活动，膝以下知其痛矣。方：沙参四钱，茯苓三钱，焦术三钱，当归二钱，川芎二钱，苍术二钱，苡米三钱，川膝三钱，桂枝二钱，柴胡一钱半，干葛一钱半，广皮一钱，炙草一分，大枣三枚，生姜三片引。二剂后即更方。连服四剂而愈。后方：北条参五钱，生箭芪三钱，焦术三钱，茯苓三钱，苡米三钱，当归二钱，川芎二钱，柴胡一钱半，桂枝一钱半，川膝二钱，苍术二钱，羌活二钱，厚朴一钱原引。

治许姓年三十余无子，患头痛兼腰背脊骨节痛，求余诊之。六脉稍浮数，重按而空，其病乃因气血大亏，兼感太少二经表邪，宜大补气血兼散外邪，自可见效。方：北条参五钱，焦术三钱，茯苓三钱，附片二钱，安桂一钱，熟地八钱，枸杞二钱，萸肉一钱，五味一钱，麻黄一钱，桂枝一钱半，柴胡一钱半，大枣三枚，煨姜三片引。服一剂发汗，表证尽去，惟头痛仍在。余知此头痛者是虚头痛也。即减去麻、桂、柴三味，再服数剂，随服随愈。

治李子年十六岁，患头痛作热等症，他医以柴葛等，表散不效。邀余治之，诊其脉六部细数有力，口渴苦，欲冷饮，舌有黄苔，两足时刻欲人推揉，不畏风。此系阳明少阳里热之证，又兼大热伤阴。余以生沙参四钱，当归二钱，熟地六钱，白芍二钱，酒军二钱，槟榔一钱，莱菔子二钱，知母二钱，条芩二钱，灯心七节引。三剂而愈。

治毛妇十九岁，胎将足月，忽因感受阳明少阳里热积滞邪热上攻，满头急痛如劈，叫楚异常。请一医误认为厥阴头痛，以附子理中汤服之，愈甚。伊祖母又以灯火灸之，顷刻其势大作，四肢发强，错齿，目上视，腹中胎气冲乱无宁。着胞弟请余诊治。余往诊时，两手搐搦不止，人事不知，六脉浮数兼劲，舌有黄苔。此系阳明里热上冲，头痛如劈，又误热药、灯火之热，逼其阳气上攻，胎气冲动，急危证也。诊备即着伊兄取冷水二茶碗，缓缓灌下，其发强搐搦之势微缓，即再取冷水二茶碗灌下，又较前更缓。立方：沙参三钱（生用），当归三钱，生军一钱半，酒军二钱，槟榔二钱，莱菔子二钱，知母二钱，条芩二钱，熟地五钱，灯心十节引。服一剂，次早伊兄文庠生，衣冠至寓，告余曰，舍妹服药后，五更初产一女，直身而下，视之死胎，其病亦减去半矣。又即请往复诊，脉势已缓，惟舌上黄苔未尽去，手稍有搐搦之象。于是将前方再服，每日一诊，连服原方四剂，邪热退尽而愈。因思产后气血大伤，更方调补气血兼服丸药斤许，诸证痊愈。更后方：北条参三钱，当归二钱半，熟地八钱，茯神三钱，真阿胶二钱，石斛二钱，杜仲二钱，生枣仁二钱，五味二钱，福元三枚引。即以此方作丸斤许，每日以白汤各送下五钱，服完复原。

治陈妇年三十余，患头痛，时而觉热，鼻中作痒，不思饮食，夜卧少安。于五月间邀余治之，诊其六脉浮洪，重按沉中有力，舌有黄苔。余告曰，此虚火上犯，兼阳明积热，虚实相兼，升而不降，故有此证。若治之必滋阴推荡并用，使积滞去而真阴足，其症自愈。方：沙参四钱，大熟地六钱，酒军二钱，知母二钱，条芩二钱，槟榔一钱半，莱菔子二钱，白蒺藜五钱（生用），灯心引。渐服渐效。又十余日后，因感冒风寒，见三阳经表证，发热恶寒，急求诊之。六脉浮数兼力，乃外感并里热也。即立两解之法，服后发汗，寒热俱退。方：沙参三钱，当归二钱，酒军二钱，槟榔二钱，莱菔子二钱，知母二钱，条芩二钱，麻黄一钱，桂枝一钱半，柴胡一钱半，干葛一钱半，生姜三片，灯心七节引。

治汪女，年十七，得阳明少阳里热之证。邀余治之，六脉细数有力，舌有黄苔，口作渴苦，头痛难举，周身作热，不欲食。余曰：此非外感之证，乃阳明少阳里热上攻，头痛难举，去其里热自愈。方：生沙参三钱，当归二钱，酒军二钱，生军一钱，厚朴一钱，莱菔子二钱，槟榔一钱半，知母二钱，条芩二钱，灯心十节引。服二剂稍减，三四剂大减，七剂痊愈。

治王妇年三十余，患头痛，前额脑内如脑汁下流之状，鼻中时觉出秽气，大便结，小便赤，舌生黄苔，口苦，六脉浮洪而数，沉中有力。此乃阳明少阳里热上攻也。宜即大下以去其热，其症自退。方：生地四钱，生军二钱，酒军二钱，栀子二钱，知母二钱，条芩二钱，芒硝一钱半，槟榔一钱半，木通一钱半，石膏二钱，灯心七节引。服一剂大下，三剂痊愈。

治刘姓，年二十余，忽患头痛腹痛微恶寒发热，不欲食。一医以表药服之不效，又以附子热药服之不效，又以大黄下之，愈加其病。反生呢喃自语，日夜烦躁不安，头悬身重，难以起床，口不渴苦，大便如常，小便觉短，口渴，饮开水二三口即止，胸腹胀气作痛，小腹亦觉胀痛，夜出盗汗。邀余诊之，六脉缓弱无力，舌苔淡黄，润而不干粗。此证乃正气大弱，感受寒邪，医误治之，伤其正气，故变出诸证。余以温补大剂，一剂呢喃自语、烦躁不安、盗汗、腹痛等症去大半矣。次日又诊其脉，稍稍有神，着原方再服，渐服渐愈，诸证痊愈。方：北条参六钱，焦术四钱，箭芪三钱，茯神三钱，白蔻四大粒，砂仁一钱半，肉桂六分（取心切片），煨姜三片引。忌油荤半月。

治汪妇，年四十余，忽患头痛，并不恶寒发热，惟头痛不止，日夜不安，口微渴苦，大便稍结，小便赤，不欲食。本城一郭医以疏风散寒药，愈服愈加。经十余日，邀余诊之，六脉沉细有力，此乃阳明少阳里热上攻之故，非外感也。即以推荡清热方，服一剂微退，二三剂大减，十剂痊愈。方：沙参三钱（生用），当归二钱，生军一钱，酒军一钱半，厚朴一钱，槟榔一钱半，莱菔子一钱半，知母二钱，条芩二钱，怀膝三钱，木通一钱半，灯心引。忌油荤，半月愈。

治一女，年二十余，患头痛数月，请医以为感冒，用柴胡、羌活等药服之不效，稍兼作热。又一医以作热治，用大黄、知母、芒硝下之，周身汗出，日夜不止，潮热大作，心慌不安，饮食些许，大便不爽，口不渴喜热饮。邀余诊之，六脉浮洪兼数应指，重按则空，舌虽有黄苔，润而不枯燥，此是起于真阴素亏，虚火上炎头痛。医不知其由，妄以发散，并误下，大伤正气，故有虚热汗出不止之证。余即用调补气血之药，服一剂，汗出之势稍稍见减，服三四剂大效，服二十剂痊愈。方：北条参四钱，箭芪三钱（生用），大熟地五钱，茯苓三钱，怀药三钱，当归二钱，怀膝三钱，枸杞二钱，生枣仁二钱，福元三枚、煨姜三片引。

里寒医案

治长阳知县刘，患感寒之证，余往诊之。两寸脉浮数，重按则弱，两关尺缓弱无力，此系七月下乡相验，被雨受湿，又感冒风寒之邪，故三阳表证见之，复因在途中又食冷物，积滞不化，数医调治不效。舌有黄苔，臭气逼人，口不作渴，乃食填太阴之故。时而恶风寒者，乃表邪也。治宜温中散寒，兼去太阴积滞，可以一法而三举矣。不然去彼留此，去此留彼，难以见功。主方：北条参（米炒）四钱，箭芪（米炒）三钱，焦术三钱，茯苓三钱，白蔻一钱半，砂仁（炒）一钱半，法半二钱，安桂一钱，干姜一钱半，枳壳一钱，槟榔一钱，厚朴一钱，莱菔子一钱，苍术一钱半，煨姜三片、大枣三枚引。服一剂，发汗，表证已去，二剂大下腹中之积滞，臭不可闻矣，三剂下痢亦止。因不自慎饮食，兼复感风邪，下痢又作，日夜数次，尽是下如溏粪。舌中黄苔渐退，四五日黄苔退尽，诸证已愈。惟小腹左边作气痛，此乃肾气不化，即以理脾胃补中气之药，着服十余剂，自可大全。咮伊门而蜡其曹里，另接一熊医，住署中调治，咮用大健脾之药，仅以破气疏伐之味，服至月余，每日喉中作之声，或数声，或十余声方止。症刘公以要邀余治之，因家丁支言，次存大科调廉，入廉时患痢疾。速买舟回署，初是能咳嗽药而逸终矣。惨哉，死于家丁庸医之手。

治庄妇，年六十余。患口流冷涎不止。自方：日用附子二钱，焦术三钱，干姜一钱半，白蔻一钱半，砂仁一钱半，法半二钱。服之不止，邀余诊之。此胃中大寒之证，非大温热不除，着于原方内加白胡椒一钱半、丁香七粒。二剂而愈。

治庄妇，年四十余。患口流冷涎不止，医以六①君子汤服之不效。邀余诊之，诊其脉六部缓弱无力，口不渴，舌无黄苔，大小便如常，此脾胃积寒之故。即以大用温中，兼补气而愈。北条参五钱（米炒），焦术三钱，白蔻一钱半，附子二钱，丁香一钱半，干姜一钱半，法半二钱，煨姜三片引。

疟疾医案

治张姓一妇，年近六旬，患疟疾间日一发，请一何医治之。见其发热太甚，何医为有余症，用小柴胡汤加黄连，每剂二钱。

---

① 六：底本模糊不清，据下文文义改。

服后，胸中烦躁难当，余闻之不忍，即阻伊切勿再服第二剂。伊亦听余，不服伊药。次日，延余诊之，两寸关浮细兼数，重按无力，两尺浮弱。此系太少二经感受外邪，故太少二经现表证也。余以温中兼散二经表邪，一剂发汗，表证去其七八，即更大温补之剂，三剂而愈。前方：北条参四钱，焦术三钱，白蔻一钱半，茯苓三钱，附片二钱，安桂一钱半，桂枝一钱半，麻黄一钱，柴胡一钱半，炙草一分，煨姜三片引。服后汗出邪解疟止。因正气未复，阅三日有发作之势，故余即付一方，着连进三剂而愈。服后方：北条参五钱，焦术三钱，白蔻（炒）一钱，茯神三钱，当归二钱，枣仁（炒）二钱，箭芪（米炒）三钱，安桂六分，炙草一分，福元三枚，煨姜三片引。

治吴亲家祖母，年八旬，八月患发热作疟之证，经十余日，余至，邀诊。诊其六脉微洪大有力，重按不退，舌有黄苔，大便不利，小便赤热，不欲食，表证全无。余告曰：此系阳明里热之故。立方服之，四剂而愈。每日兼饮冷水三次。方：生沙参四钱，生军一钱半，酒军一钱半，厚朴一钱，槟榔一钱半，莱菔子二钱，知母二钱，条芩二钱，木通一钱半，灯心七节引。忌一切厚味。

治甘姓，年五十余，七月患感冒风寒发热恶寒之证，医不识其证，以大黄等寒药下之。半月后变为间日疟疾。今半月余，久治不效，恳余治之。诊其六脉浮而空，舌虽有黄苔，口不作渴苦，惟不思饮食，每食极喜热物，稍冷者食之即吐，时而又作呕，大便通，小便淡黄不热，并无表里热证之形。余告曰：此系表证初起，由感冒风寒伤于三阳经，未表散，兼饮食不节变为食填太阴，所以舌有黄苔，不欲饮冷，并不作渴可见矣。余立以温中燥脾兼消太阴之滞，八剂痊愈。方：北条参五钱，焦术三钱，白蔻一钱半，砂仁（炒）二钱，附片二钱，干姜一钱半，安桂一钱半，法半二钱，丁香二钱，胡椒一钱半，槟榔五分，苍术一钱，莱菔子一钱半，煨姜三片，大枣三枚引。服后病愈。甘问余曰：弟本疟疾，因风寒得之，今先生不用散风寒之药，而使疟疾愈者，何理也？余告曰：服此药而疟疾愈者，是大温中有散寒邪也，所以无散寒之药，而有散寒之理，此温中寒自散也明矣，不可不知。

治荆州陈二兄令堂，年近七旬，患感受阳明少阳里热，口作渴苦，烦躁不安，一医以柴胡、干葛、条芩服之不效，余至，求往诊。六脉浮数兼见有力，此因邪热内积，阴阳相混不分之故。非推荡阳明少阳之热，则正邪不分，难以见效。即立方服之，服二剂，阴阳分而寒热见，所以变为疟疾，间日一发，初发时，发于酉初，渐服渐早。服至十剂，口流热涎，于方内加贝母一钱，至七剂涎尽止，即去川贝，疟疾忽止。余细思其脉势未减，舌上黄苔亦未会退尽，此非愈症之兆也，是病退之机。果于第二日又发作，渐服渐退，移至辰刻。于九月初一日，忽然背上稍觉恶寒，此太阳经久伏寒伤营之邪发动矣。即用麻黄一钱半入药内煎服，微发汗，其疟疾由此而止，惟舌上黄苔未尽去。又告陈兄曰：令堂疟疾虽痊愈，恐余热未除，再存方服十剂退尽，可保不发。方：生沙参四钱，熟地五钱，酒军一钱，丹皮一钱，当归二钱，知母二钱，鲜石斛二钱，槟榔一钱，灯心引。忌油荤半月。

治张老师，年六十八岁，素日气喘之症，近五六年内，行动艰难。于九月初，忽患两脚作痛，即以麸炒熨之，其痛渐愈，而忽作恶寒发热，一日一次疟疾。气喘作噎，口中流热涎，微渴，口稍苦，周身作热不退，大便下痢，日夜三五次不等，色如败酱，臭不可闻，小便赤浊稍短，时作干呕，噫气数声，头悬，胸腹内热，不欲食。邀余诊视，六脉稍浮数见力，重按亦见有力，五六日不欲食。余诊备即告曰：脉势病情，乃今岁秋燥之证，属阳明少阳里热之故，余无别情。盖前痛者，是此热邪漫散于大经之中，所以脚痛，脚得熨而全。热气上冲故口流热涎，胸前作热，周身亦热。热邪下降，故大便下痢，并小便赤。热积于胃间，混杂清气，故作疟疾，心烦不安。其病情虽多则其热一也，余即以推荡清热方。服一剂未见大效，二三剂疟疾全好，其余病情亦渐退，渐服渐效，服至十剂后大愈。余诊视其脉六部均平，惟重按微微见力，舌苔黄色退未尽，又更方服五剂大愈。初推荡清热方：生沙参三钱，当归二钱，酒军二钱，厚朴一钱，莱菔子二钱，槟榔一钱，知母二钱，条芩二钱，怀膝三钱，木通一钱半，常山一钱，灯心七节引。日服三次，三剂后，即加熟地八钱于方内，灯心七节引。

治饶姓，年四十余，患疟疾久治不效，求余治之。诊其六部洪大有力，舌有黄苔，兼见太少二经表证，乃外邪客于外，内热积于中，故有此邪正相争之故。治法宜表里两解，使邪热去而正气和，可以愈也。方：沙参四钱，当归二钱，生军二钱，芒硝一钱半，厚朴一钱，莱菔子二钱，槟榔一钱半，条芩二钱，麻黄一钱，桂枝一钱半，柴胡二钱，生常山一钱，灯心七节，生姜三片引。服后发汗，一剂表证尽去，惟内热未除尽。余减麻、桂、柴、葛再三剂愈。

治万姓，年十七岁，七月，患疟疾间二日一作，先寒后热，午后起至三更方止。余诊其六脉洪大有力，舌有黄苔积滞，口渴苦，大小便热。此证乃阳明少阳积热混杂清气，以致邪正相争而成也。宜大用推荡清热之法，去取阳明积滞，正气无邪热相侵自愈。方：沙参四钱，当归三钱，生军二钱，厚朴一钱半，槟榔一钱，莱菔子二钱半，知母二钱，条芩二钱，木通一钱，灯心引。服至五六剂，舌上黄苔渐退，八剂而愈。

治汪妇，年二十余，患阳明少阳里热之证，邪正混杂不分，变为疟疾，间日一发，胸中气痛，移至膀胱，作止无定，邀余治之。诊其六脉数而有力，脉证相符，舌有黄苔，口渴苦，大便难，小便赤热。治法宜推荡阳明少阳里热积滞，使邪正各分，疟自愈矣。方：沙参三钱，当归二钱，生军一钱半，酒军一钱半，厚朴一钱，槟榔一钱半，莱菔子二钱，知母二钱，条芩二钱，木通一钱半，灯心七节引。二剂热势略减，四剂疟止，惟舌上黄苔未退尽，膀胱气痛，夜间更甚，余知其积热未尽，再服二剂而愈。即更调补方，三剂大痊。调补方：生沙参三钱，熟地六钱，茯神二钱，当归二钱半，生枣仁二钱，怀药二钱，鲜石斛二钱，灯心七节引。忌厚味半月。又间数日，汪媳年二十余，亦患此证。惟其气血状盛，于前方内加芒硝一钱余，服二剂大下而愈，未服补方。

治黄子，年二十余，患疟疾月余，身热不退，每日早饭后十指冷至抵掌界。饮食些些，形容大减，求诊之。诊其六脉浮数，重按沉分中细而有力。舌有黄苔，口苦，不大作渴，汗潒潒不干，腰背骨节疼痛，此太少二经表里之证。法宜表里两解之药服之，可见大效。又兼久热伤阴。于是立方：沙参三钱，熟地六钱，当归二钱，麻黄一钱，桂枝一钱半，柴胡一钱半，知母二钱，条芩二钱，灯心七节，生姜三片引。服一剂发小汗，表证已去，于方内减去麻桂柴，加酒军二钱、槟榔一钱、莱菔子二钱再服。次日午初，十指腹冷，片刻即退，退后又冷，余知其药胜病矣，着将原方再服，加饮冷水二三碗。三日后，热势大退，五日退尽。更后方服之：党参二两，熟地八两，茯神三两，龟胶二两，当归半两，麦冬二两，五味五钱，怀膝二两。蜜丸梧子大，每日早晚空心以淡盐汤各送下五钱而愈。

治陈姓年四十余。先半月腰背骨节疼痛，余无别情。忽然作一日一发疟疾，服补气血药不效。邀余诊之，六脉浮数，重按则空，舌无黄苔，口不作渴苦，大小便如常，饮食还知味，能食，惟畏风寒。余思之，先半月间，腰背骨节痛者，是太阳经寒伤其营也，故今发疟者，是寒邪发作也。余以调补气血方内加麻黄一钱半、桂枝二钱，一剂汗出而愈矣。噫。医之为医，可忽乎哉。方：北条参三钱，当归二钱，茯神三钱，熟地六钱，焦术三钱，麻黄一钱半，桂枝二钱，煨姜三片，大枣三枚引。

里热医案

治戴母年七旬，因患阳明少阳里热之证，数日发热，烦躁不安，不思饮食，口作渴苦，大便艰难，小便赤。邀家诊治，其二子亦知医，见其热势太盛，即以大黄等药下其二次，恐其不当下，正惶惧时，余至矣，即诊之。诊其六脉沉细有力，周身作热，热盛神昏，舌有黄苔，口作渴苦，不欲食，大便难，小便赤。余告曰：乃阳明少阳里证，宜大用推荡清热之方，速去其积滞，诸症自减。余思年高之人，多属阴虚气弱，所以方内加沙参、熟地补气滋阴。方：沙参三钱，熟地六钱，生军一钱半，酒军一钱半，当归二钱，槟榔一钱半，莱菔子二钱，知母二钱，条芩二钱，木通一钱，灯心引。服二剂稍退，又诊之，其脉较前又稍缓矣。于是以原方再服四剂，每日兼饮冷水三四次。四日后大减，至五剂大热退，稍欲饮食。存原方，要服至十余剂，舌上黄苔退尽，再服后方。殊伊因乡试，伊弟服调和药觉早了，内有余热未尽，每日于未时而作热难安，伊于场备即归，又邀余诊之。诊其六脉沉细中还有刚劲之象。余曰：此余滞未尽除，真阴未复也。即立调补兼去积滞之药，服数剂诸证愈矣。方：沙参三钱，熟地六钱，当归二钱，酒军一钱半，知母一钱半，条芩一钱半，槟榔一钱，莱菔子二钱，丹皮一钱半，泽泻一钱半，灯心七节引。六剂大愈。

治黄姓年六十余，患阳明少阳里热之证。余诊之，乃是阳明少阳里热之证，即以大黄推荡清热服之。无如病重药轻，见效稍缓，伊自不知，适有对门一周医，自求往诊，以图夸功。诊备，言及此乃虚病，加误服大黄等药下之，伤其正气，要急服大补温热药，方可有效。伊即允周医，以附子、焦术、砂仁等，大温热之药，服一剂，不知先服大黄等寒凉药，已经热渐退之势，所以偶服温热之药一剂，未得速见其热。服后，子问之何如。伊云，觉心中稍好些，正疑问，周医又以前附子等药再与一剂。连服二剂，内热与附子之热，交加大作，变为阳极似阴之证。六脉隐伏不现，四肢厥冷。其子无法，恳黄郭生二人，细诊其脉，浮中无有，按至着骨，些现一丝，仍劲有力，四肢厥冷，舌苔黄滞未减，胸前仍热更甚，此阳极似阴无疑。即着取冷水二碗与饮，饮下，病者自云好快活。二生复诊其脉，已发现矣，周身亦见微汗，四肢亦热。二生又以大黄等推荡清热之药与服，周医同旁观者，云及此症，若服大黄等治好，伊不行医，情愿将其伊行医招牌倒挂。二生见真此证，告其众曰：余与大黄等药服之，自可治愈，果服数剂，其热已减。又着人接余往诊。六脉稍有刚劲之力未平，舌有黄苔未退尽，大便艰难不爽，小便赤浊，不欲食，口渴苦。余告其子曰：你父之病，邪热未去尽，还要服大黄等药，二十余剂，方得痊愈。其子允之，果服余方三十剂，而诸证全愈矣。第一方，沙参三钱，当归二钱，生军一钱半，酒军一钱半，知母二钱，条芩二钱，莱菔子二钱，厚朴一钱，槟榔一钱半，木通一钱半，灯心草七节引。连服五剂，诸症减过半矣，更方十五剂。更方：沙参三钱，熟地五钱，当归二钱，酒军二钱，厚朴一钱，槟榔一钱，莱菔子一钱半，知母一钱半，条芩一钱半，木通一钱，灯心引。忌一切厚味。诸证大愈。周医与旁观者，不言招牌倒挂也。噫，既如此证，非门人之有据，岂不死于周医之手。虽然犹不独周医也，而天下之为周医者多矣。存此案以为误人之性命者戒之。

治姜姓，年五十一岁，因患阳明少阳里热之证，请数医治之不效。着其弟至江陵邀余诊之，不分星夜三日赶至宜昌。诊其脉左手寸关尺三部洪大，重按有力，诊备又看舌有黄苔。余即问病者，刻下口苦稍渴，大便已结数日矣。答曰然也。余即以冷水一碗饮之，饭后再诊其右手之脉，与左手之脉相同。即告伊侄等曰：此证，本是阳明少阳里热积滞不通内热无消，阳气漫涌周身，经络滞塞阻闭，所以遍身并手足强直，不能倦卧行走，头项不能顾其左右，站立三日夜。前数医俱以论风、论痰、论气，用川乌、羌活者有之；用黄芪、焦术者有之。总未识其病也，余立以调和推荡清热之方，服下时许，即下燥粪三枚。余问曰：下后如何？病者曰：左胁间气块，微减之势。又着再服渣，服后时许，大下二次。又曰：弟病已去半矣。次早复诊，六脉稍稍觉退，再着原方服之，日三次服药。连日诊之，原方服至六剂，诸证大退，惟足不能行动，伊见病全好，请与调和之药服之。服调和之药一剂，病有大作之势，又即复诊。六脉亦见有力，余即再告曰：内热未尽除，还要服前初方五剂，将热去尽，然后再服调和之药。于是将初服原方，再接服五剂，诸证去尽，饮食渐加。即更调和之方，随服五剂，足方能行，服至十数剂，诸证痊八九矣，又数剂大痊。痊后，更补剂方服之，余于八月十九日至九月初九日作辞而归。伊大礼相谢，买舟送回江陵，并言及感再造之德矣。初方：沙参三钱，当归二钱，生军一钱，酒军二钱，厚朴一钱，槟榔一钱半，莱菔子二钱，知母二钱，条芩二钱，木通一钱半，灯心七节引。调和方：沙参四钱，熟地五钱，五加皮三钱，续断三钱，生杜仲三钱，川膝三钱，前仁一钱半，槟榔五分，苡仁二钱，白蒺藜（生用去刺）四钱，灯心七节引。又补方：北条参五钱，熟地八钱，茯神三钱，怀药三钱，龟胶三钱，枸杞三钱，杜仲三钱，五味一钱，当归三钱，生枣仁二钱，不用引。服数剂大痊。

治吴老师，年五十余，患左耳内，时作热气微痛，左边头上亦然，余无别证。惟大便不爽利，舌有黄苔，六脉亦浮数稍见有力。此系阴亏而兼有内热，非滋阴去滞清热不能痊愈。于是立方服之。方：沙参三钱，生军一钱半，酒军一钱，枳壳一钱半，槟榔二钱，知母二钱半，条芩二钱半，熟地六钱，怀膝三钱，柴胡一钱半，桔梗一钱，灯心七节引。每日间服六味地黄丸五钱，五剂大痊。又于冬月底，忽小舌坠下，每食艰难，似噎膈之证，家医等均以为脾胃虚弱也。余着人踵问其源，此非脾胃虚也，实由前九月内，虚热未尽之故。即开方立案，复专人送家，服数剂大效。十余剂痊愈，一切热物忌，兼食野水鸭，由此而痊愈矣。次年，余以此方十五剂作丸服，服完再不发，忌热物少食。方：熟地一两，茯神三钱，怀药三钱，丹皮一钱半，怀膝三钱，泽泻一钱半，麦冬（去心）三钱，五味一钱，灯心七节，煨姜三片引。

治汤子，十四岁，素无别病，忽患恶寒发热，周身皆汗，寒热尽除。次日觉精神疲倦之意，不恶寒发热，胃中欲食，其父以米饭与食，食下即吐出，以米粥食之，食下亦吐出，随即请医调治。有以理中汤服者，不见其热，亦不吐出；有以大黄、厚朴、知母等服之，不见其寒，亦不吐出。每日只以蚕豆二茶杯，清茶送下，别无他食。大便稍结，小便黄浊。经半月余，恳余诊之。诊其六脉稍微，按之见有洪数兼力，浮中沉皆然，其舌有黄苔一块积于舌之当中。此积热伏滞大肠之间，胃间无有积热，所以服大热药不见其热，热在大肠伏滞不在胃间，所以不热；服寒药不见其寒，胃虽无热而大肠有热，所以不寒。但每日只能食蚕豆而不能食米饭者，盖蚕豆气薄性寒，所以能容；米饭味厚性温，所以不能容也。余即以推荡清热之方服之，服下相安，惟积热过久，不能速除。每日药后，稍与饭米炒黄，熬稀粥食之，食下即吐，即以白蔻一钱、砂仁一钱半煎汤饮之，其吐稍减，连服数剂，药不胜病，未见大效，停药不服。余思此证人多难知，恐其再误热药必不能救，是以着人将子约来重诊视。实在积热未去除，无他故。复嘱其子不必服药，每日夜渴时总以清凉冷水饮之，忌一切厚味自可痊愈。其子依余之见，归家调养月余，米饭大进，诸事还原矣。方：沙参（生用）二钱，当归二钱，厚朴一钱，槟榔一钱，莱菔子二钱，怀膝二钱，知母二钱，条芩二钱，木通一钱半，灯心十节引。存此案以辨其病之原，免其寒热杂用之误人也。

治张姓一子，年二十余，患太阳蓄热。其子好油荤，饮食一切未禁忌，每日午中，必作热烦躁欲冷饮，已五月余。一朱医治之未效。于八月底，忽两足痛，不能行走。邀余诊之，六脉缓弱，重按骨间稍见有力，舌无黄苔。余以：北条参三钱，大熟地六钱，茯苓二钱，怀药三钱，五加皮三钱，怀膝三钱，当归一钱半，杜仲三钱，枸杞二钱，福元三枚引。服下即随尽行吐出不受，反吐涎痰成丝不断，即作热，欲饮冷水即安。余思之，此脉之弱者，是久热伤气之故，即舍脉从证，速更以推荡清热之方：生沙参三钱，当归二钱，生军一钱，酒军二钱，厚朴一钱，槟榔一钱半，知母二钱，条芩一钱，木通一钱半，灯心引。服下即下大小紫血块无数，其足即能活动。将原方再服，连下三次，诸证退，足亦能行走。余又诊其六脉浮大，重按则空，此乃虚证之脉见矣。即以初服北条参、熟地之方，着服六剂痊愈。

治万女，年十七岁，患阳明少阳里热之证。初起是未服推荡清热之药，内热久积，大便难，小便赤短，小便时急痛，胸前手不可近。每食些许，后觉腹中有一气块自动，动即上冲又即发热，将所食之物吐出，但气块上冲时，如虫行之状。每日早饭后微热，午中渐热，至更尽热极，一汗而解，日日如是。舌当中处有厚黄苔一块，口渴苦，每日午中两脸①胞稍有红色发现。邀余诊之，六脉浮数兼有鼓指之象。余告曰：此阳明少阳里热也，宜大用推荡清热去滞之药可愈。方：沙参三钱，当归二钱，生军一钱半，芒硝一钱，厚朴一钱，槟榔一钱半，莱菔子二钱，知母二钱，条芩二钱，木通一钱半，灯心十节引。服二剂减去芒硝，再四剂诸证悉平。

治萧姓子，年十九岁，已娶室矣。于八月，患阳明少阳里热之证，经半月余，治之未退，恳余治之。诊其六脉浮数有力，周身热不退，舌有黄苔，口苦作渴，欲饮冷。大便热泄日二三次，小便赤，不思食，食些需不多，头重难举欲睡，每日午后

---

① 脸：疑作"睑"，下同。

热更甚，至黎明大汗而解，夜间饮开水二三碗。告其父曰：此子乃阳明少阳积热之证，所以有此积热之形迹，然则欲睡与头重不举者，是热盛神昏也。方以：沙参三钱，当归二钱，莱菔子二钱，生军一钱半，厚朴一钱，槟榔一钱半，龙胆草二钱，知母二钱，条芩二钱，木通一钱半，灯心十节引。连服十余剂，其症尽退，每日兼饮冷水二三次。

治郭姓，年二十余，患时证，四肢稍厥，口苦作渴，舌有黄苔，欲冷饮，服热药即吐，不思饮食。余诊其六脉，虽微细而隐，按至骨间，亦有刚劲之象。此乃阳极似阴之证，即着取冷水一大碗与饮，饮下时许，后以药进之，二剂而愈。方：沙参三钱，当归二钱，生军二钱，芒硝一钱，厚朴一钱，槟榔尖一钱半，莱菔子二钱，知母二钱，条芩二钱，灯心七节引。二剂而愈。

治谢姓，年二十余岁，八月患大热之证。邀余诊之，头身手足俱热烙人，舌有黄苔，诊其六脉洪大有力。问其情，口苦，欲冷饮，大便燥结，小便赤，乃阳明少阳里热之证。前医不知，以焦术、法半等燥药服之，其势愈甚，实误在药之故也。余即以推荡之法治之，自可见效。方：生沙参三钱，生军一钱半，酒军一钱半，芒硝一钱，厚朴一钱，枳壳一钱半，莱菔子二钱，知母二钱，条芩二钱，灯心引。因其久热伤阴，又见脉势浮数阴亏之象，故于方内加熟地一两以生其津液，兼润舌之枯燥。连服数剂，渐服渐退，六剂热退尽，随更方，服数剂愈。更方：沙参三钱，熟地一两，茯神三钱，怀药三钱，当归二钱，生枣仁二钱，丹皮一钱半，怀膝三钱，五味一钱，煨姜三片引。五剂而愈。

治胡子，年二十余，患阳明里热证。医不识其证，治之不退，已半月余。饮食不节，内热发动，通身汗湒湒不干，日夜如

医理发明

六八

此。翕翕之热不退，口时时欲饮，不分冷热。惟舌有黄苔，日夜下痢五六次不等，面色见白。午中脸胞中，略见红色，身畏风寒，欲穿短布裈一件，不欲去。饮食每日些许，刻刻欲人作伴相依，两腿欲人操捏，小便赤，恳余诊之。诊其六脉浮缓，重按即见有力兼劲，此系阳明里热之证。前医失下，久则伤正，所以脉缓；内热未去，故见有力；日夜汗澉澉不止者，非他也，是内热不能下行，借汗出以泄其内热。余即以调和气血，并推荡阳明内热方：生沙参三钱，当归二钱，生军一钱半，酒军一钱半，厚朴一钱，槟榔一钱半，莱菔子二钱，知母二钱，条芩一钱半，木通一钱，灯心七节引。服十余剂，每日兼饮雪水三次。忽一夜积滞发动，大下积秽半桶，热退身凉汗止，再调服补药数剂而愈。后方：生沙参三钱，熟地五钱，茯神三钱，鲜石斛二钱，当归二钱，丹皮一钱，槟榔尖一钱半，莱菔子一钱半，灯心七节引。

治黄子，年十六岁，患阳明少阳里热之证。一医不识其证，以附子理中汤与服，服下半刻，鼻孔流血不止，烦躁不安，血流半时，将有不救之势，急恳余治。余诊之六脉皆洪大有力，此系里热之证，兼误服热药，迫血妄行。即立以推荡清热之方，服下即止。方：沙参（生用）三钱，当归二钱，怀膝三钱，知母二钱，条芩二钱，槟榔二钱，莱菔子二钱，白芍二钱，生军一钱半，酒军一钱半，前仁二钱，灯心十节为引。服二剂大痊。

治广货客黄姓，年三十余，因路途受热积滞，阳明内热发作，即作恶寒发热，不思饮食，口苦作渴，时而欲呕，烦躁不安。一朱医以小柴胡汤服之不效，二三剂其热愈加。邀余诊之，诊其脉两寸关浮数，两尺有力。此阳明少阳积热之证，所以现出各等情形。立以方服：沙参三钱，当归二钱，生军一钱半，酒军一钱半，厚朴一钱，槟榔一钱半，莱菔子二钱，知母二钱，

条芩二钱。服二剂，连下二十余次，其热大退，呕亦止，四剂
全其八九。因食热粥一碗，助其余热，即大吐，将所食粥，并
药汁尽吐出矣。其表弟过寓，言其所吐之故。余曰：因内积余
滞未尽，食粥助其热势以致有此。着将原药渣再煎服，明早再
诊。次日早诊之，六脉虽退，未得大平，于是以：沙参三钱，
当归二钱，酒军二钱，厚朴一钱，槟榔一钱半，莱菔子二钱，
灯心引。又二剂痊愈。

冬月底，治吴女年十七岁，患阳明少阳积热之证，经数日，
幸未服热药，邀余诊视。诊其六脉浮数，重按细而有力，舌有
黄苔，口渴苦。热甚神昏，卧床难起，身大热，大便难，小便
赤热，食些许。此系阳明少阳极热之证，宜速下之，稍缓难治。
方：生沙参三钱，当归二钱，生军二钱，酒军二钱，厚朴一钱，
芒硝一钱，槟榔一钱半，莱菔子二钱，知母二钱，条芩二钱，
木通一钱半，灯心七节引。一剂未大退，二剂大下，日夜二十
余次，其热势稍减。于是再诊其脉，脉势亦稍平矣。再以原方
连服三剂，兼饮冷水，渐退渐愈，热退尽，更方五剂痊愈。生
沙参三钱，熟地五钱，茯神三钱，石斛二钱，当归二钱，麦冬
三钱，槟榔一钱，五味十粒，灯心引。

六月半，治吴妇，年二十余，患阳明少阳里热证，邀往诊
之。六脉虽浮洪，重按则空，此因正气未衰，得此阳明少阳里
证。故舌苔虽黄，口不甚渴苦，周身热不退，头汗如珠不止。
诊备，即立方取药煎服，着饮冷水，病人畏惧不欲饮。余曰：
此饮之无碍。即饮碗许，待二三刻间，其汗不止，其夫惊惶。
余复诊，六脉仍然未平，再思此汗之不止者，非别故也，是因
阳明之热，升而不降，虽服推荡清热药一剂，乃证重药轻，不
能速除阳明之热，所以汗不止。又着加饮雪水一大碗，刻许间

再视，热势稍退，汗亦稍止。又再着加饮雪水二大碗，半时许汗立止矣。其翁问余曰：二媳此病，服药而热与汗不止，饮雪水而热与汗止者，何也？余告曰：此系阳明少阳热甚，药少不能见速效，加饮雪水者，助其药力，使药能胜病，阴可化阳，热退汗止而愈矣。又问曰：前治张东之证，用药兼饮冷水而发汗者，又何也？余又告曰：前四月张证，乃阳明少阳里热过盛，外又感太少二经风寒两伤营卫，表邪闭固毛孔不开，以致汗不得出，饮冷水兼服推荡清热药，而得汗出者，是郁结之阳随阴以化而散也。然一饮冷水而发汗，一饮冷水而收汗，其情虽殊，理则同也。伊曰：医之理微矣，非明阴阳造化者，岂能如斯哉。

前方：沙参三钱（生用），当归二钱，知母二钱，条芩二钱，槟榔二钱，莱菔子二钱，酒军二钱，灯心引。连服四剂而愈。无奈大数将尽，于冬月底，又患阳明少阳里热之证。余往诊之，服药三剂大效。因调养未曾得法，其证复发，腊月初五逝矣，噫。失于调养之差，负余前之苦心也。

治田姓，年二十余，因感受表邪，兼阳明少阳里热之证月余。数医治之，表邪已尽，惟里热未除，加以饮食不节，人虽起床行动，每日饮食三次，计米饭十余碗，时而潮热一发，不认亲疏，狂乱大作，举刀弄器。又请数医诊之，均以为痰迷心窍，盖用化痰倒痰立方，治之不效。余至，伊父相告初得病情形，喜冷饮，恶热不欲食，掀衣去被，数日未食，惟啖柑子数十枚，渐渐欲食起床，变出多食狂乱等证。余即诊其脉，六脉虽未洪大，重按稍有力，舌有黄苔，小便赤，大便痛。余知阳明少阳里热未除，所以有此多食狂乱之证。其父问曰：此证可治否？余曰：幸得二便通而不闭，邪热未结聚，证虽重，正气未得大败，要服推荡清热之药，去尽内滞之热，狂止食减而愈。

方：生沙参三钱，当归二钱，生军二钱，酒军二钱，厚朴一钱，槟榔二钱，莱菔子二钱，桃仁三钱，胆草三钱，知母二钱，条芩二钱，归尾二钱，木通一钱半，生地五钱，灯心十节引。忌一切油荤。服十剂，热势稍减；二十余剂，饭食减去三分之一；三十余剂，减去半；四十余剂，饮食减至平日无病之时相同，狂亦平其九分，即用方合丸，服之而愈。丸方：大生地四钱，生沙参四两，槟榔尖一两，莱菔子二两，知母二两，当归一两五钱，条芩二两，胆草二两，白芍三两。蜜丸梧子大，每日早晚空心以白汤各送下五钱，月余痊愈。

治庄姓，四十余，患大肠积热之证。邀余诊之，六脉沉实有力，舌有黄苔，口不甚大渴。肛门内或时下坠，其势觉有数百斤之势，忽然上攻，肛门紧闭如物塞闭，以指插之皆不能入，或下坠，或紧闭，日夜数次，大便虽未闭，而不畅利，小便赤热，饮食稍可亦知味，身不恶寒，间或发热，头亦不痛，又无三阳经表证。余告之曰：此足下平日不节饮食，阳明之热传积大肠之间，热气蓄积不通，下行则肛门下坠，上攻则肛门紧闭。法宜大下，以去其积滞之热，其证自平，但此积热久矣，非数十下不能去其积热，于是立推荡之方与服，二三剂下。伊恐下伤正气，即请一医，以温补药服之，服下其势加倍。又更一廖医，与以巴豆丸数十粒下之，其势不退。余因伊不信余，作辞而归。伊连请十余医，俱以温补之方与服，待九月初未愈，伊又再再恳求。诊其六脉，仍然洪实有力，即告曰：伊实要余治，伊愿服大黄等药，三十余剂，可以立方，如其不然，不必开方。伊再再愿依法服之，服至四十剂，其热势大减，舌上黄苔已退，惟小便清白，觉有不禁自下光景。余复诊其脉六脉缓弱，内热尽矣，即立以补气收固之方服之，服十余剂大愈。因伊不自爱惜，饮食不节，于冬月底又发，又邀诊。六脉又稍见洪实有力，舌苔黄色，又立推荡去滞方，以清其热。伊服数剂又愈，因乘夜受寒，两足作痛，两足跟更甚，不能履地，小便多自出。余以调补气血之方，服二十余剂而愈。初方：沙参（生用）三钱，当归一钱半，生军一钱半，酒军二钱，厚朴一钱，槟榔一钱，莱菔子二钱，木通一钱，知母二钱，条芩二钱，灯心七节引。九月亦开此方，服三十余剂，忌一切厚味。止小便不禁方：北条参（米炒）四钱，箭芪（炒）三钱，茯苓三钱，炒枣仁三钱，益智仁（酒炒）三钱，故纸（酒炒）三钱，小茴一钱半，安桂一钱，枸杞三钱，橘核（盐水炒）一钱，煨姜三片，福元三枚引。服八剂大效。冬月底复发，方仍用初服方，服六剂，热势已尽，惟两足痛。方：北条参四钱，箭芪（米炒）三钱，当归二钱，杜仲三钱，大熟地五钱，枸杞二钱，肉桂一钱，故纸（酒炒）三钱，益智仁（酒炒）三钱，煨姜三片引。服二十余剂大痊。

治陈妇，年二十余，九月患阳明少阳积热之证。经月余，治之不效。邀余诊之，六脉沉细有力，舌有黄苔，口苦。大便不爽，饮食些许，不时烦热。余以推荡清热之方，服二剂效，四剂大效，余热未尽。因回母家，食饭三四碗，并油煮白菜过多，余热复作。至半更时，人觉昏迷不醒，手足软弱无力，头不能举，口不能言，周身温和，恳余往诊。六脉沉中细而稍微有力。此是余热得食以助，正气大伤之故，此刻不必服药，待至天明再看。至天明复诊，其脉稍平，周身仍然活动，口亦能言，即用调气兼去滞之方，渐服渐愈。方：沙参（生用）三钱，当归二钱，槟榔尖一钱半，莱菔子二钱，怀药三钱，酒军一钱半，前仁二钱，灯心引。四剂大痊。

治陈姓，年三十余，患阳明少阳里热之证，身热耳聋，口渴苦，周身强直难转，大便泄，小便赤。本地数医均以阴寒伤骨为论，愈治愈重。余诊之，六脉沉细有力舌有黄苔，大便热泄，小便赤浊，兼见前诸症情形，此阳明少阳之为病也。余以推荡清热之方，服后大下数次，其证渐退而愈。初方：沙参三钱，当归二钱，生军二钱，厚朴一钱，槟榔二钱，莱菔子二钱，知母二钱，条芩二钱，木通一钱半。服五剂大退，减去生军、厚朴再服六剂，舌上黄苔退尽停药，而诸症痊愈矣。灯心七节引，每日兼饮冷水二三次。

治邱子，年二十五岁，因患阳明积热之证，请数医治之。有用黄柏知母者，服数剂不效，喉间作痛，难以下药。于二十日早，又请一刘医，误认为寒，以理中汤服之，幸喉间痛，未能多服。病者刻不能安，即接余往诊。余至即诊之，六脉浮稍洪有力，舌有黄苔，口苦渴，大便热泄，小便赤浊，周身作热，病者不安。余诊备，即告伊父曰：此乃热证，即取冷水二碗饮之，以救燃眉。其父信疑不定，余即欲回，伊父恳恳苦留时许，余知已彭何二人到矣，即问余此子何证。余曰：热证，要饮冷水以救燃眉。二友速着伊父，取冷水饮二大碗，随即与药服之。是夜饮冷水，随即与药服之。是夜饮冷水十余碗，汗虽有而不透，热时退时作，日夜冷水不止，渴即多少随饮，三日药与冷水并用，热不退尽。余思此热之不尽者，其积热过久，药与冷水不能推动。即取陈燕窝泥，和田螺数个，捣敷胸腹时许，热大退。将燕窝泥去，次日早饭后，热又作，取燕窝泥和田螺数个捣敷胸腹时许，热稍退。又用燕窝泥和田螺十余个捣烂再敷时许，热大退，将燕窝泥去。次日，早饭后热又作，取燕窝泥和田螺二十余个捣敷胸腹时许，热渐退。每日服药三次，冷水日夜随饮数碗，稍食些许炒米茶。于五月初二日，热方尽退，初七试食米粉二次，初八试食米饭一茶杯，初九两茶杯，仍饮冷水，于十六日止药，专以淡饭小菜调养，于十八日方出房行走，月底痊愈而安。初方：沙参三钱，当归二钱，怀膝三钱，酒军二钱，厚朴一钱，槟榔一钱半，莱菔子二钱，知母二钱，条芩二钱，木通一钱半，苍术一钱半，灯心十节引。服八日，计药十二剂。又更方：沙参（生用）三钱，丹皮一钱半，熟地四钱，当归二钱，酒军一钱半，槟榔一钱半，莱菔子二钱，怀膝三钱，知母二钱，条芩二钱，木通一钱半，灯心十节引。服六日，计药八剂，又更方，因见舌上黄苔难退。方：沙参（生用）三钱，槟榔一钱半，怀膝三钱，当归二钱半，酒军六分，莱菔子二钱，知母（微炒）二钱，条芩一钱，泽泻一钱，灯心十节引。日二次，又服药九剂，共用大黄四两余，冷水百余菜碗。若此等热证，不是余见症之真，几死前医之手矣。忌油荤一月余，于六月初开荤，此病，人多料不能治，余竟治愈矣。

治汪子，年十九岁，完娶将满十月。于三月二十八日，忽作寒发热，心中不安，头痛，周身亦痛，周身发热不退，胸前更甚，口渴苦，舌有黄苔，两手十指冷，不欲食，大便不利，小便赤。邀余诊之，六脉浮而兼劲，重按沉小而实。此系三阳里热过盛阻滞经络，故周身作痛，热气上攻，故头作痛，非外感也。非用推荡清热之剂不能见效。于是立方服之，服之八剂，周身无汗，热亦不退。余思此热结聚胸前，药难独见大效。即取井底泥，和大田螺十余个，捣敷胸前一时许，热势微微稍缓。次日如法又敷二时许，其热势又微微渐减。每日服药三次，饮冷水数碗，大便下三四次，尽皆积滞，待至十三日热大减，十四日退尽。停药三日，随服后方十余剂大愈，每日食炒米稀粥二次，忌油荤一月。前方：沙参三钱，当归二钱，怀膝三钱，酒军一钱半，生军一钱半，厚朴（生用）一钱，莱菔子二钱，槟榔一钱半，知母二钱，条芩二钱，木通一钱半，灯心引。后方：沙参三钱，当归二钱，熟地四钱，鲜石斛二钱，不用引。若夫此证，非余之见到，汪子深信，难治痉矣。何也？头痛并周身痛，诸家皆以解表为法者多，两手十指冷，诸医皆以为阳虚者多。盖积热大证，倘见温表之药，如火中添油，瞬夕了矣。噫。深可畏矣。

治连子，年三十余，患头痛，背骨节痛，发热恶寒，噫气不止，口中时吐清水不止。余诊之，六脉缓弱无力，口不渴苦，舌微黄苔。此正气弱不能禁外，感冒风寒之邪伤于营卫。法宜用大温之药，温补正气，而外感之邪自止，不必发表可也。即立方：北条参（米炒）四钱，焦术三钱，箭芪二钱，白蔻（炒）三粒，砂仁（炒）一钱，安桂一钱，生姜三片引。服二剂，噫气稍平，清水渐止，寒亦稍退，寒亦稍平，大便日夜一二次，小便亦通。惟饮食不多思，余又诊六脉，仍未大起，噫气、吐水、恶寒、发热等，俱未全平，于方内加制附片二钱、胡椒一钱、法半二钱。服一剂，脉大起，噫吐至，惟寒未大止，于方中减去胡椒，再服三剂，寒亦尽止。忽作大热气上涌而不下降，又复吐清水，头痛，大便不通，小便赤热，又邀诊之。六脉变为洪数有力，重按不退。此证，大肠间先伏有热，后因胃寒过盛，伏热不能张势，服温补药，驱去上焦之寒，所以大肠伏热发作，故舌生黄苔，脉变洪大有力，大便闭，小便赤，口渴等情见之。余更以推荡清热之方服之，大下数次，小便赤浊，大便极臭，诸证渐愈。方：沙参三钱，当归、酒军、莱菔子、知母、条芩、木通各二钱，生军一钱，厚朴一钱，槟榔一钱，熟地四钱，灯心七节引。服至六剂，惟头痛未大减，余知其熟地助热，着减去方中地黄。再服五剂，诸证大愈，每日冷水、柑子、生萝卜、荸荠随食。又更方：沙参三钱，当归二钱，熟地四钱，槟榔一钱，莱菔子二钱，前仁一钱半，五味十粒，灯心七节引。服四剂，因伊每日食饭过多，余热得其谷气相助，复又作热，口又微渴，小便又微黄。余再诊，六脉又稍有力，于是仍食炒黄米茶。又更方，服一剂得大下，其热即退。方：沙参三钱，当归二钱，酒军二钱半，槟榔一钱，莱菔子一钱半，前仁一钱半，灯心七节引。服五剂大愈。盖此证本系先积热于大肠之间未能发作，复因上焦受寒，治此证者，非先驱其寒后除其热，则难下手矣。

治欧妇，年七十余，四月患太阳少阳阳明经表邪，兼少阳阳明里热之证四五日。请二医治之，均以疏散之药，服之未效。邀余诊之，六脉微浮数，重按沉中细而有力，外现三阳表证，口渴苦，舌干枯，言语不甚清，周身作热强直，难以转侧，不能坐起。每食稀米粥些许，大便结，小便赤短，余知此系表里两感之证，即用表里两解之法。服一剂发微汗，周身活动一半热亦退，表证已去。即改用推荡清热之方，服二剂，证愈其大半，舌亦渐渐滋润，每日食炒黄米稀粥二次，每次茶杯许。前后共服药六剂而愈。一方：沙参（生用）三钱，当归二钱半，柴胡一钱半，干葛一钱半，桂枝一钱，麻黄一钱，酒军二钱，怀膝三钱，知母二钱，条芩二钱，槟榔一钱半，木通二钱，莱菔子二钱，灯心七节引。兼饮冷水三次。二方：沙参三钱，当归二钱，怀膝三钱，酒军二钱，槟榔一钱半，莱菔子二钱，木通一钱半，羌活二钱，灯心引。兼饮冷水五次，服二剂病大退，惟舌干未全润。三方：沙参三钱，当归二钱，怀膝三钱，大熟地六钱，知母二钱，条芩二钱，白芍三钱，槟榔一钱，泽泻一钱半，连服三剂，灯心引。忌油荤半月。

表里医案

治杨子，年二十余，患太阳少阳二经，受风寒之邪。头身骨节疼痛，热如火烙，无汗烦躁，口渴苦，舌有黄苔，大便热，小便赤浊。前医不识此表里之证，故治不效，恳求治之。余诊其脉，浮洪而实，乃表里兼病之证，即立表里两解之法，服一剂汗发不出。余思此汗之所以发不出者，并非别故，乃久热伤阴也，即着于药内加熟地两余入药内，服下即发出大汗，热势大退，于是去表药，再服二剂痊愈。方以：沙参三钱，当归二钱，麻黄一钱半，桂枝一钱半，柴胡二钱，干葛二钱，生军二钱，枳壳一钱半，槟榔一钱半，知母二钱，条芩二钱，芒硝一钱，丹皮一钱半，石膏一钱半，木通一钱半，灯心引。但此证汗出热解，舌苔亦即退，惟口苦等症未曾消尽，因此减去芒硝、麻、桂、柴、葛，加芍药二钱，服二剂诸证痊愈。然此证，初渴时不分冷热皆饮，渐至欲饮大热者，何也？乃内热盛逼阴于上，此为阳极似阴之证，若辨认不真，见此欲饮大热，以为寒证，岂不误人性命于反掌。慎之。

又同时治陈姓一女，年十七岁，诸证相同，惟少腹有一硬块，乃蓄血证也，即于里药内加桃仁三钱、生地五钱。二剂而愈。

治吴妇，年三十余，因患表里两感之证。邀余诊之，六脉浮数，头项强，腰背骨节疼痛，鼻筑气而流清涕，此三阳经表证也。脉重按有力，舌有黄苔，口作渴苦，大便不爽，小便赤热，此阳明少阳里热也。余即立表里两解之法。方：生沙参三钱，当归二钱，生军一钱半，酒军一钱半，厚朴一钱，槟榔一钱半，莱菔子二钱，麻黄一钱，桂枝一钱半，柴胡一钱半，干葛一钱半，知母二钱。忌油荤。服一剂发汗，三阳表证去尽，惟里证未退。于是减去麻、桂、柴、葛，原方再服一二剂，口吐蛔虫三条，服三剂下蛔一大条，长尺余，头如朱赤，诸证大退，又更方服四剂而愈。方：沙参四钱，熟地五钱，酒军二钱，知母二钱，条芩二钱，槟榔一钱半，灯心引。忌厚味半月。

治张姓，年将四十，患发热恶寒之证，请周陈等医之。十余日不效，反使热势加作，身强难起床，邀余诊之，其时已初更矣。诊其六脉浮数，重按有力，视其舌有黄苔，大便结，小便赤，恶寒发热，口作渴苦。余告曰：此乃太阳少阳二经表证，兼阳明少阳里热也。非大推荡内滞之热，只散二经表邪，不能见效。伊即久不畏表下，速着人取药煎服，兼饮冷水一大碗，顷刻大汗如雨，更衣二次汗止，诸证脱然而除矣。次早复邀余诊，余至时伊起揖而谢曰：一药而愈半月之病，可称妙手。再诊六脉，已大退矣，惟有舌上黄苔未曾退尽，表证去尽，即更方，服三剂而痊愈。初服方：沙参三钱，当归二钱，大熟地八钱，酒军二钱，厚朴一钱，槟榔一钱半，莱菔子二钱，知母二钱，条芩二钱，麻黄一钱，桂枝一钱半，柴胡一钱半，灯心七节引。次日更方：沙参三钱，熟地八钱，当归二钱，酒军一钱半，槟榔一钱，莱菔子二钱，条芩二钱，灯心引。后因劳动，伤其神气，又以老母鸭一只炖食，重加猪油助其未尽之热，复大作其势，更甚于前。邀余诊之，余告曰：此前证之余热得食助之，所以复作也，倘非用前推荡去滞之法，不能大效。举家老幼，并自己皆谓虚热，可服辽参否？余告曰：若要服参，先将大事办就再服，不然恐辨之不及也。伊闻之，即求立方。余立方：沙参三钱，熟地八钱，生军二钱，厚朴一钱，当归二钱，莱菔子二钱，槟榔一钱半，知母二钱，条芩二钱半，灯心引。仍着人取冷水一碗，饮下。病人曰：好快活。余再叫取冷水加饮，举家畏惧不允，即以药煎服不汗。余曰：此证非用前初服之药不能效也。再取冷水二大碗与饮，待初更时，寒战大作，其汗似前大出。举家老小，不知其出汗之妙，反怨错与冷水服之，稍缓时许，汗止，热退身凉而愈。于数日内，亦随其众曰：余不该大胆与伊冷水饮之。因伊令妹丈杨来伊家，云及今岁，凡患病者，饮冷水则生，服温补药不饮冷水者，尽死。伊知余之用法有本。噫。非杨之一证，几遭其怨矣。后随以大礼相谢。

治王姓，年三十余，三月患阳明积热，并三阳经风寒伤其营卫，发热恶寒，医治半月未愈，饮食亦不节。余诊其六脉浮数有力，舌生黄苔，口作渴苦，大小便不清。余告曰：此阳明少阳里热，兼感三阳表邪未散，若不急治并饮食不节，必将表邪引入骨髓，定成痨疾矣。伊于是着急，余曰：不妨，赶紧服推荡清热散邪，节饮食，重保养，可得痊愈。方：沙参三钱，当归二钱半，酒军二钱，厚朴一钱，槟榔一钱半，莱菔子二钱，知母二钱，条芩二钱，麻黄一钱，桂枝一钱，柴胡一钱，干葛一钱，灯心七节，生姜三片引。服一剂发汗，渐觉见效，就原方服三剂，服后卧半时许，禁风不发汗。三剂后，更方：沙参二钱，当归二钱，酒军二钱，槟榔一钱，知母二钱，条芩二钱，麻黄五分，灯心引。服十余剂而愈，忌油荤半月。余用麻黄者，因背心时而畏其风寒之故，以知少用久服者，取其麻黄，散太阳表邪也。

治任姓，年二十余，八月底，患表里两感之证。一李医诊之，服二剂不效，其势更增，急邀余诊。诊其六脉浮数兼劲紧之象，此太阳少阳阳明感风之邪，阻滞经络营卫，故见三阳头痛，兼背腰骨节疼痛，舌有黄苔，口作渴苦，欲饮冷，大便难，小便赤。系表里兼见之证，非表里两解之法不能效。即立方：沙参三钱，当归二钱半，生军一钱，酒军一钱半，厚朴一钱，槟榔一钱半，莱菔子二钱，知母二钱，条芩二钱，木通一钱半，麻黄一钱，桂枝一钱半，柴胡一钱半，干葛一钱半，灯心七节，生姜三片引。服后发汗，伊即问烦躁者何也？余曰：此烦躁者，是麻黄、桂枝作汗之机也，即如天烦躁而将雨，人烦躁而欲汗，不必畏惧，速归家再煎渣服，兼饮冷水一二碗，自可得汗。依余法，服药后与以西瓜多食之，得大汗。次早再邀诊视，其脉稍平，但未能退尽。惟三阳表证去八九，阳明少阳里热刚去其半。即更方：沙参三钱，当归二钱，生军一钱半，酒军一钱半，厚朴一钱，槟榔一钱半，知母二钱，条芩二钱，麻黄五分，桂枝五分，柴胡五分，干葛五分，木通一钱，灯心七节引。服药禁风不发汗，服三剂，兼饮冷水，食西瓜，其热等症大退，惟些些余热未尽，其家人着人接归。次日内热稍作，其母着人接医治之，医未到家，伊觉内热复作之势。思城内饮冷水病退之理，不待医至，即取冷水一大碗饮之，余热立解尽而安。医至时，伊曰：病已愈矣，不必再药。医曰：昨城所服何药。伊曰：大黄、知母等药。医曰：此方断不可服。伊笑曰：尔言不可服，余幸得此法而愈。其医不答而去，伊未服药，于院试进城至寓而谢。倘伊之证，不遇余，而遇他医者，岂不为庸医杀之乎。

治陈妇，三十余，患发热恶寒之证，求诊之。诊其脉势，六部隐而沉实，缓大有力，舌有黄苔，口苦不作渴，时而欲呕，周身竟痒痛。此乃阳明少阳先积里热，又感风寒之邪，伤其营卫，闭固毛孔，不能发散。于是外寒内热，熏蒸变而为疹，所以服表里两解之药三剂，俾气血活动，内热外寒相通，以为变疹而出，一切诸证借此而除矣。方以：沙参三钱，当归二钱，知母二钱，酒军二钱，条芩二钱，麻黄一钱，桂枝一钱半，柴胡一钱半，干葛一钱半，川芎一钱半，槟榔一钱，莱菔子二钱，生姜三片，灯心七节引。服三剂其疹方止。盖此证本表里两感寒热交加，若于初起时，以表里之药散寒去热，不待今日变出疹之证也。

治黄生，十六岁，恶寒发热证。郭生以小柴胡汤加减服三剂，因欲饮冷，郭生以冷水饮之，饮下忽作噫声不止，病亦未愈。于十六日早，求余诊之，诊其六脉细数稍浮，兼见表证，重按亦有力，舌有黄苔，不欲食，大便不爽，小便赤短，口作渴苦，周身作热。每日以饭米炒黄熬稀粥，食下些许，日一二次，两足胯并下节时痛，欲人推捏方可。此本阳明少阳积热已久，服小柴胡汤不效者，是方内无推荡之药，去其积滞，故不效。但余至时，因诊脉势不见有实大之力，所以用北条参四钱、熟地六钱煎服，先调其气血。服下其噫即止。次即以：当归三钱，沙参三钱，酒军二钱，槟榔一钱半，莱菔子二钱，麻黄一钱，桂枝一钱，干葛一钱半，柴胡一钱半。一剂，服后发汗，汗出其热稍退，表证已去，余证未除，又用推荡清热之方数剂，其诸证渐退。方：沙参三钱，当归二钱，生军一钱，酒军二钱，厚朴一钱，槟榔一钱半，莱菔子二钱，知母二钱，条芩二钱，木通一钱半，灯心引。五剂诸证渐减，余存推荡清热方，付郭生，照方再与数剂，无如证重药轻，不见大退。于二十四日，又着人邀诊。余至，诊其六脉，两寸关浮细而数，两尺重按沉中细而有力，舌黄苔未退，热亦未大减，胸前热势更甚。余思此邪热积滞胸前不散，速取梁上燕窝泥，和冷水，调敷胸前热即退下刻许，复上胸前。次日，余又着取田螺数个，和燕窝泥，捣敷胸前，初一二次可以相宜，至夜再敷，敷上半刻间，作寒战之状，即着去之。每日服前药一剂，兼饮冷水数次。二日后，腹中作响，大便日三四次不等，其下之物，色如败酱之色，秽气逼人，小便赤浊如金。每日服药后，其热渐退，于初更时，又渐发热，惟两足自膝以下抵足指，稍微冷片刻又作热。至黎明候，周身上下见汗，热即退时许，日日如此。又噎气，或作止，其热势稍稍渐退，余存方，着郭生照前原方服数剂，热退尽。存方：沙参三钱，熟地五钱，当归二钱，茯神三钱，石斛二钱，麦冬二钱，前仁二钱，槟榔一钱半。服五剂热势大作。郭生改用：生军四钱，莱菔子二钱，槟榔一钱半，知母二钱，条芩二钱，灯心引，服之。其热更甚，即大下，下后心中难当，欲食些许即安，噎气大作不止。郭生以砂仁一钱许煎服即止，举家惶惧，再邀诊之。余至，再诊其脉，六部稍大退，舌黄苔亦减。郭生问其每大下后，心中难当，得食即安者，何也？余告曰：中宫空虚，受伤，得食即安者，盖食能生气，所以得食即安。诊备立调补方，兼些许推荡清热之药，服五剂，诸证大退。调补方：沙参三钱，熟地五钱，当归二钱，丹皮一钱半，怀膝三钱，酒军八分，知母一钱，槟榔一钱，莱菔子一钱半，神曲一钱半，麦芽一钱，生枣仁二钱半，前仁一钱半，不用引。服五剂，即服滋阴方：沙参三钱，熟地八钱，茯神三钱，怀药三钱，丹皮一钱，怀膝三钱，龟胶二钱，当归二钱，生枣仁二钱，泽泻一钱，五味一钱，不用引。六剂痊愈，愈后间数日，每夜熟睡时，周身大汗，一醒即收，于饮食汗亦大出。此因久病气血大伤，郭生即以大补气血之药，六剂汗收，起居饮食复原矣。大补气血收汗方：北条参四钱，箭芪（米炒）二钱，生白术二钱，炒枣仁二钱，当归二钱，茯神三钱，枸杞二钱，熟地六钱，萸肉（米炒）一钱，五味一钱，福元三枚，煨姜三片引。此方加甜安桂一钱更妙。

治张妇，四十余，患表里两感之证，恶寒发热。邀余诊之，六脉浮数稍大，重按至沉中，觉见有力，舌有黄苔，口苦渴，腰背骨节疼痛，头项强，两少阳头痛，眼眶亦痛，鼻塞不通胸前亦不安，大便结，小便如火烙。此系三阳经表邪，并三阳里热之证，非用表里两解之法不能效也。即立方，服一剂，发汗大下，次日热退，三阳经证去尽，惟里热未除。更方，再三剂痊。初方：沙参三钱，当归二钱，麻黄一钱，桂枝一钱半，柴胡一钱半，干葛一钱半，生军一钱半，酒军一钱半，厚朴一钱，芒硝二钱，知母二钱，条芩二钱，木通一钱半，灯心七节引。更方：沙参（生用）三钱，当归二钱，酒军一钱半，厚朴一钱，槟榔一钱半，知母二钱，生军一钱半，莱菔子二钱，条芩二钱，木通一钱，灯心引。

治葛姓，年二十余，九月初患周身骨节疼痛，口作渴苦，求余诊之。六脉浮数稍有力，周身骨节并头痛者，此系外感三阳表邪，风寒两伤营卫，又兼见脉稍有力，舌有黄苔，小便黄，口作渴苦，时又兼作热，乃三阳表里之证也。余诊备，即立以三阳表里两解之法，服三剂，表证尽去，惟里热未尽除。依然口作渴苦，不时作躁烦，舌上黄苔未退，又求余诊之。余更方，减去三阳表药，着再服十余剂，看舌上黄苔退尽，可以停药。殊伊服至五剂未见大退，伊又请一医，以黄芪、条参等补药服二剂，其热大作，其气上涌，口渴异常。又托人再三苦求，余又复诊，六脉缓而有力，舌上黄苔将硬，口作大渴，大便泄下如败酱色，小便赤热，周身作热不退，时而作燥。余知其内热未除，得误服黄芪等补药，助其热势，故而如此。又即立推荡

医理发明

八四

之药六剂，服下即着随饮雪水三碗，以助药力。候时许，即大恶寒作战，余着伊友人加重被盖之。待半时许大汗，遍身热亦大退。次日又诊，六脉亦稍平，舌苔未大退，周身之热退半而未尽。着原方服十剂，其汗或出或止不定，热亦大退将尽。但伊每日夜饮冷水四五中碗，每日夜或大便二三次不一，小便赤浊。服完十剂，热退尽，舌苔渐变为黑色，余知其内热过盛，得此冷水并药之力制之，发见于上，所以舌变为黑苔，润而不枯燥，故不为害。又再更方服二十余剂，舌上黑苔渐退停药，每日夜仍饮冷水二三小碗，舌黑苔亦大退。至冬月尽，大痊。腊月底方食大荤，前两个月，俱食黏米炒黄稀粥耳，然此大热之证二三翻变，非病者深信服药，医之见到立方，岂能痊愈哉。九月初方：沙参三钱，当归二钱，麻黄一钱，桂枝一钱半，柴胡一钱半，干葛一钱半，酒军一钱，厚朴一钱，知母二钱，条芩二钱，槟榔尖一钱半，莱菔子二钱，木通一钱，灯心七节引。服三剂表证去。更方：沙参三钱，当归二钱，生军一钱，酒军一钱，厚朴一钱，槟榔一钱半，知母二钱，条芩二钱，莱菔子二钱，木通一钱半，灯心七节引。因病重，服五剂未大退，伊另医服药，黄芪、条参等二剂，大发其热。第三方：沙参三钱，当归二钱半，酒军二钱，槟榔一钱半，莱菔子二钱，知母二钱，条芩二钱，木通一钱半。因伊病中连夜遗精二次，故方内加熟地五钱。第四方，余诊其脉沉细中稍见数，而微微有力，即减去地黄，原方再服十剂，小便时极痛。余诊之，脉见太平之势，知其久积之热，由小便出矣，服至十剂止药，调养而愈。噫。死而复生矣，病者感而叩谢曰：再造之恩，生世不忘。

治汪姓，年三十余，二月初患恶寒发热兼头痛神昏不宁。一朱医以为感寒之证，竟用焦术、干姜、法半等药服之，其势大作。邀余诊之，六脉稍数，重按而实，沉伏鼓指，舌有黄苔，口苦作渴，周身作热，时见微汗，不欲食，小便赤浊，大便不爽，神昏不宁，谵语不息。此乃三阳经里热之证，宜大下之，去其积热，诸证自愈。伊服余方二剂，其证稍减，于次日，又邀余诊之。六脉稍平，未见大退，着以原方再服三五剂，可以痊愈。伊恐下伤正气，不服余方，另请一张医，又以砂、半、茯苓等药服三剂，其证愈加。又请一王医，又以砂、半等药服之，证愈加大作，几有作狂之势。又复恳求余治，余再再不去，因恳求至切，又往诊之。六脉受热，伤其正气，沉伏不大见，重按不弱，余告其伊曰：此证原未退尽积热，加温补之剂，热势愈甚，非大下清热不能去其积热，病难以退。于是立前服之方，渐服渐效，服至六剂，忽一夜周身诸证皆痊矣。每日服药三次，饮冷水日夜饮三五碗，大便二次，尽下积滞之物，小便赤热。

前方：沙参三钱，当归二钱，怀膝三钱，知母二钱，条芩二钱，柴胡二钱，干葛二钱半，生军一钱半，酒军一钱半，莱菔子二钱，木通一钱半，厚朴一钱，灯心十节引。服六剂。次方加龙胆草三钱，服三剂，谵语诸证尽退，随更调理之方，四剂大愈。

后方：沙参三钱，当归二钱，大熟地五钱，鲜石斛二钱，茯神三钱，怀膝二钱。服四剂大愈。

幼科医案

治伍孙姑，年二岁，忽发热，作水泄。余视之，此太阳阳明少阳三经感受风邪，兼脾胃不调之故。即以散风邪，兼理脾胃利水，二剂而愈。方：沙参二钱，焦术二钱，茯苓二钱，广皮五分，槟榔五分，神曲一钱，泽泻一钱，桂枝一钱，干葛一钱，柴胡一钱，生姜三片，大枣三枚引。忌油荤生冷。

治庄子，年十岁，六月患阳明少阳积热下痢。邀余诊之，六脉浮数有力，舌黄苔，口作渴苦，不思食，身微热，大便泄，小便赤热。余以推荡清热之方，服之大下，其父于次日，又求余诊。此证不必再诊，将原方连服数剂尽下，下至舌无黄苔，口不渴即止药，诸证自愈。方：沙参三钱，当归二钱，生军一钱半，酒军一钱半，厚朴一钱，槟榔一钱半，莱菔子一钱半，知母二钱，条芩二钱，木通一钱半，灯心引。服数剂，下百余次，其舌之黄苔方退尽，痢亦自止，而思饮食。其父曰：此子非此百余大下，其证难痊。每日兼饮冷水，兼以炒米熬粥食之。忌一切厚味半月。

治薛姓小儿，年岁半，患发热作渴下泄，时而又呕。请数医调治，十余日不效，或时手足掣动，恳余治之，观其形色，热盛神昏，舌上有黄苔一块积于中，余知此阳明积热之证，非他故也。即以推荡之法，旋服旋轻，四五剂舌上黄苔去尽，诸证全愈。方：沙参一钱半，酒军一钱半，枳壳一钱，槟榔一钱，莱菔子一钱半，知母一钱半，芒硝一钱，灯心七节引。又张子十余岁，又李姓子，年岁半，俱与此证相同，余着人先与冷水一小碗灌下，以此法而愈。庄姓子六月，大热不退，与前相同，以此法而愈。

治田姓子，年二岁余，平日饮食冷热不节，至六月初患喉间两旁，结粟米大二泡。饮食不下，口流热涎，大便时泄色黄，小便赤浊。邀余治之，观其舌有黄苔，及察审外各情形，乃阳明有积热滞。若不去阳明积热，则难愈矣。余立方，要除其积热，无如父母过惜，恐伤小儿，只服二剂见证稍减，停药不再剂。待至乡试时，其父乡试省城，其子在家复作大热不止，口又作渴，日夜饮开水二十余次，食不下，仍日夜泄大便三四次，举家忧惧。邀余治之，视其舌上黄苔将硬，此系前六月积热未尽，即立方服之。方：沙参二钱，当归一钱半，酒军一钱，厚朴五分，槟榔一钱，莱菔子一钱半，知母二钱，条芩二钱，灯心引。一剂稍减，二三剂渐安，四五剂时，其唇忽如朱，其家惊恍。余观之，别无所苦，惟唇红者，此积热发动，火气上冲，兼久热久泄伤阴之故。即加熟地八钱入药煎服。服至六七剂，热渴泄俱止，饮食渐加而愈。

治庄子，年六岁，因平日饮食不节，兼感冒风寒，忽发热恶寒，作渴，舌有黄苔。此表里两感证也，余以表里两感之法治之。方：沙参二钱，当归一钱半，生军一钱半，厚朴五分，莱菔子（生用）一钱，槟榔一钱，知母二钱，条芩二钱，麻黄一钱，桂枝一钱半，柴胡一钱，干葛一钱，生姜、灯心引。服一剂发汗，寒热俱解，至夜复发热作渴不止。余观之，表证已尽，惟里症未除，于是方内减去麻、桂、柴、葛，仍以原方再服四剂而愈。间半月后，其症复发，每日午中作疟至二更时止。余又诊其脉势浮缓无力，视其面色晄白，舌白，津液满口不作渴，此外症尽除，独真阳真阴不足故也。宜大补真阴，生真阳，兼补后天，服数剂渐渐而愈。后又饮食不节，月余后，忽一日，又发热恶寒，作吼而咳。邀余诊之，六脉又复见沉细有力而兼实，又兼感冒外邪，余仍以发表之味服之发汗，是夜寒热退，吼咳稍安。次日早饭后，仍然先恶寒，而后发热，汗出亦不解。余再诊之，别无所苦，惟热不退，舌有黄苔，作咳不止，两眼大角生干粪，此无他也，实由阳明里热所致，即以推荡之法治之而愈。生真阴真阳，并补后天方：熟地一两，北条参三钱，箭芪（酒炒）三钱，焦术二钱，茯苓三钱，附片一钱半，砂仁一钱半，法半一钱半，枸杞二钱，怀膝二钱，萸肉一钱，煨姜三片，大枣三枚引。服数剂而愈。后又治发热恶寒吼咳方：沙参三钱，麻黄一钱，桂枝一钱，柴胡一钱，干葛一钱，当归二钱，茯苓二钱，生姜三片引。服一剂汗出。又后推荡阳明里热方：沙参三钱，生军一钱，枳壳一钱，槟榔尖一钱半，莱菔子二钱，知母一钱半，贝母一钱。连服三剂而愈。

治弓子，年八岁，患发热数日，口苦，舌有黄苔，不思饮食，身常倦卧，外无表症，乃阳明热甚神昏故也。余诊之，六脉洪大有力，即以推荡清热之方治之。方：沙参三钱，当归二钱半，生军一钱半，酒军一钱半，厚朴一钱，槟榔一钱，莱菔子二钱，知母二钱，条芩二钱，泽泻一钱，灯心引。四剂痊愈。

治王小儿五岁，患疟疾，一日一次，寒多热少，外无三阳表证，惟舌苔黄，乃阳明积热，兼食入未化而成。余即以推荡之法，三剂热势微减，余即以原方内，加常山、草果各三分生用，二剂痊愈。方：沙参三钱，当归二钱，生军一钱，酒军一钱半，厚朴一钱，槟榔一钱半，莱菔子一钱半，神曲一钱半，知母二钱，条芩二钱，灯心引。忌油荤。

治姜子，六岁余，患发热作渴，下泄微白，作烦躁不安。邀余诊之，六脉细数有力，外无寒滞之象，惟脸胞稍红，舌有黄苔积滞，时而作呕，不思食。余知阳明积热，兼三阳经表邪之故，以推荡清热散表之法可也。方：沙参三钱，当归二钱，生军一钱，酒军一钱半，厚朴一钱，槟榔钱半，莱菔一钱半，知母一钱半，条芩一钱半，麻黄六分，桂枝一钱，柴胡一钱，干葛一钱。服后发汗热退，表证已去，惟内证未除。于次日午中，又作热，至天明方减，再视舌上黄苔未退尽，于是改用推荡清热兼滋阴，连服五剂痊愈矣。方：沙参二钱，当归一钱半，槟榔一钱半，莱菔子一钱半，知母一钱半，条芩一钱半，熟地五钱，灯心七节为引。

治王子十岁，小便不大通兼痒，时而欲解，解急痛，此风热滞于小肠也。邀余诊之，两寸脉浮数，两关尺细而有力。即以：生军二钱，大生地五钱，丹皮一钱半，木通一钱半，防风二钱，荆芥二钱，连翘二钱，槟榔一钱半，灯心七节引。三剂而愈。

治王子十二岁，时六月，患疟疾，愈后周身作肿。邀余诊之，六脉浮缓无力，舌白色不作渴，乃病疟后，失于调养，正气未能还原之故。宜以温补正气，使正气有权，浮肿自消矣。方：北条参三钱，箭芪二钱，焦术三钱，茯神三钱，安桂一钱，白蔻（炒）一钱，砂仁（炒）一钱半，当归（酒炒）二钱，枣仁（炒）二钱，煨姜三片，大枣三枚引。五剂痊愈，忌生冷厚味。

治林子三岁，六月患阳明少阳内热大渴之证。渴时欲饮热开水，时刻要饮，此热极过盛，逼阴于上，故欲饮开水也。大便结，小便白浊而多，面赤腹痛烦躁。门人裕官，用：生沙参二钱，生军二钱，厚朴五分，槟榔二钱，莱菔子一钱半，雷丸二钱，使君子七个，知母二钱，条芩二钱。服之下虫数条，三次痊愈。余至时，裕问曰：此证何以有虫？余曰：湿热生虫。前日大渴欲饮者，乃因虫耗去津液也。其时服推荡清热药四五剂，所以于九月半，又于右耳下寸许，结一硬块色不变，抱余视之。舌有黄苔，大便难，小便不大黄，此热气上浮之故。余以：生沙参三钱，生军一钱半，知母一钱半，条芩一钱半，川贝一钱，柴胡一钱半，槟榔一钱，莱菔子一钱半，连翘二钱，前仁二钱，夏枯草二钱，灯心引。数剂全消。余存此案，见治热证，不可遗一毫余热，复生他病也，慎之。慎之。

治张子十二岁，于七月底，乘夜贪凉，感受寒露闭固浮阳，结聚喉间作痛兼肿。次日黎明，接余诊之，六脉浮数而弱，此系虚火上浮，被寒闭固不散之故，以滋坎降离之法，三剂痊愈。方：大熟地八钱，茯神三钱，怀药三钱，怀膝三钱，丹皮一钱，泽泻一钱，五加皮三钱，黄肉一钱，五味口钱，灯心七节引。

治伍孙，年二岁，五月初患水泄，不思饮食，腹稍胀，日夜不安，口作渴。余察其外形微寒，面亦晃白，不发热恶寒。此子因先天不足，后天又少培补，脾胃不健，故饮食难以克化，稍有不节，二便混杂不分，故大便水泄，小便赤黄，若脾胃一健，阴阳分而泻自止。方：北条参三钱，焦术二钱，茯苓二钱，苍术一钱，法半一钱半，神曲一钱半，莱菔子一钱，泽泻一钱，大枣三枚，煨姜三片引。三剂痊愈。又一孙姑二岁，亦同此症，以此方四剂而全，可见病同而方亦同也。

治姜子，年四岁，忽一夜患作泄大下。医以为暑热作泻，即以黄连等清热药服之，是夜泄数十次，口渴异常，饮开水数十次。邀余视之，六脉迟缓无力，舌白色。余告曰：乃寒中三阴，里寒作泄，服寒凉药下之，大伤脾胃之阳，不能健运，故津液下泄而不上腾，以致作渴也。余立方大用温补，驱阴回阳，一剂大效，三剂痊愈。方：北条参三钱，焦术三钱，附子二钱，干姜一钱，白蔻（炒）一钱半，砂仁（炒）一钱半，故纸一钱，益智仁二钱，煨姜三片，大枣三枚引。忌生冷。

治小儿半岁，啼哭不止。余细观之，外无表证，惟见口内上腭，有白泡三处，舌尖亦有白小泡如珍珠者数粒，舌色鲜红，此热气上熏故也。即以清热散风火之方，三剂痊愈。方：沙参一钱半，丹皮五分，知母五分，槟榔五分，怀膝二钱，酒军一钱，莱菔子五分，木通一钱，荆芥五分，连翘五分，桑白皮一钱，桔梗五分，灯心引。

治范子，二岁余，因阳明积热作潮热，抱出。余视其子，满面浮躁之气发现，舌中有硬黄苔一块，大便时结，小便赤浊。余知积热无疑矣，即以推荡清热方服之。其时亦朱医见余之方，反对范曰：此方稍知医者，不能如此用。范去，朱医即以焦术温补药与之，一剂其子大作渴而热，加脱出大肠寸许，范无法，求余治之。余仍以前方，服十余剂大愈。前方：沙参（生用）二钱半，当归一钱，酒军一钱半，槟榔一钱，莱菔子一钱，知母一钱半，条芩一钱半，木通一钱，灯心引。后更方：沙参一钱半，当归一钱半，大熟地五钱，茯神二钱，丹皮一钱，泽泻一钱，石斛一钱半，知母一钱半，白芍一钱半，五味十粒，灯心十节引。

治彭子，年一岁余，亦与前范子相同，因未服温补药，大肠未曾脱出，惟皮肉见肌瘦，亦用此方服愈而同还元矣。

治朱子，年四岁，亦患疟疾，每日一次，发作不定时，但发作，热觉稍多，舌有黄苔，口稍渴，大便气臭，小便赤浊，六脉皆数有力。此阳明积热，阴阳混杂不分，以致相争而生寒热往来。余以推荡清热之方，渐服渐轻，服至十剂方止，舌上黄苔亦退尽。方：沙参三钱，当归一钱半，生军一钱半，酒军一钱半，厚朴一钱，槟榔一钱半，莱菔子一钱半，知母一钱半，条芩一钱半，木通一钱，生常山五分，灯心五节引。忌一切厚味。盖此三证，俱同一寒热往来，若见证不明，概一法治之，岂不误治，治疟疾者，慎之。切勿执陈方可也。

治王子，刚周岁十余日，患发热不食。请数医均以为风寒伤食，又有言出痘者，俱以疏散消食之方，愈服愈重，呻吟不止，昏迷不醒，大热不退，全不思食，父子叩求余诊。抱出视之，面色微青，观其舌有黄苔，气上急，头身俱热。余即告其伊父曰：此子病已十余日，非得之一二日也。问起生母，果前八九日，亦不思食矣。此乃阳明积热发外，诸医不识其证，误加议论，故治不愈。余以方随服随效，六剂痊愈。方：沙参二钱半，当归一钱，酒军一钱，槟榔一钱，莱菔子（生用）一钱半，前仁一钱半，灯心七节引。服至二剂大下，大便色如陈酱，热大退，诸证亦退。又稍加咳，余以方内，加麻黄二分、紫苏二分，又服二剂咳止。又更方：沙参一钱半，当归一钱，茯苓二钱，槟榔五分，莱菔子一钱，前仁一钱，陈皮五分，灯心七节引。二剂而愈。重礼相谢，感德不忘。此子不相遇有期，必死于前医麻黄、桂枝、黑姜、法半、焦术之中矣。何也？前诸医未得传授，不知其证之由，总以惊风立论欺世也。所以世之庸医杀人之命，己所不知造孽于子孙耳，业医者，切莫谓天无报应乎？

治一小儿，年七岁，患大肠积热浸入小肠，小便阻滞，几欲小便时，其子忽然昏倒，不醒人事，待二三刻许，即小便，经数日矣。医治不效，恳余诊之，六脉洪实有力，舌有黄苔，口不作渴，身亦不作热。余诊备，即告其父曰：此子大肠有热浸入小肠，欲小便而昏倒者，热气上涌也，身不发热者，热伏于肠间不能张势也。余以推荡清热，兼利小便，一剂大效，三剂痊愈。方：沙参（生用）二钱，当归一钱半，怀膝三钱，槟榔一钱，丑牛（生用）一钱，莱菔子一钱半，知母一钱半，木通一钱半，生军一钱，酒军一钱，橘核（盐水炒）一钱半，灯心七节引。

卷之四

痢症医案

治张姓，年四十余，腹痛作泄，饮食少进，胸中作胀，数医未效，求余治之。诊其六脉缓弱无力，舌白色，口不渴。此脾胃弱中宫不能运化，故作虚胀，治宜大健正气，脾胃得权虚气自消，痢自止矣。方：北条参（米炒）五钱，茯苓三钱，箭芪（米炒）三钱，焦术三钱，白蔻一钱，砂仁一钱半，附片一钱半，安桂一钱，故纸（炒）三钱，益智仁（炒）三钱，槟榔尖五分，大枣三枚，煨姜三片为引。五剂愈。忌生冷厚味。

治刘子三岁，作泄口渴腹作胀二月余，数医不效，延余治。视其子面色晃白，微浮肚胀，此真阳不足，余以大健脾胃、温中等药，一剂效，渴减。次日邀视，余曰：此子病不能速愈。原方再服五剂大愈，兼服鸡肝散六次，半月全好。方：北条参三钱，焦术二钱，箭芪二钱，茯苓二钱，白蔻一钱，当归一钱，炒枣仁一钱半，安桂五分，附片一钱，故纸（姜汁酒炒）一钱半，益智仁（炒）一钱半，炙草一分，大枣三枚，煨姜三片引。服后调补方：大熟地五钱，北条参三钱，焦术二钱，茯苓三钱，炒枣仁二钱，当归一钱，五味一钱，大枣三枚引。十余剂，正气复元，而诸症愈。伊问余曰：小孙之症，前数医俱以破气去滞止泄为剂，病反加者何也？余告曰：前医未识其由，概以痢治，愈治愈误。伊父叹曰：此子不遇足下，定死于庸医之手乎。次年八月，刘一小儿，三岁，患病相同，亦以此法十余剂全愈。

未服后方。

治傅子，十二岁，痘后患脱肛下血，每出弓即脱出兼下血，脑内时空痛，鼻流淡黄水，口不渴，恳余诊之。六脉缓弱无力，正气大伤不能收敛，兼以阴亏，治宜大补正气兼敛真阴，诸症可全。方：北条参四钱，箭芪三钱，茯苓三钱，怀药三钱，炒枣仁二钱，当归二钱，五味一钱，大熟地八钱，福元三枚，煨姜三片引。十剂而愈。

治侯姓五十余，下痢并血半年兼脱肛，每下坠胀痛，恳余治之。诊其六脉缓弱无力，口不渴，饮食如常。因下痢并血，伤气之故，余以健脾补气，初服二三剂，稍觉痛加。余告曰：正气有权，勿间断。原方服至十余剂全愈。方：北条参五钱，箭芪（米炒）三钱，焦术三钱，茯苓三钱，炒枣仁二钱，当归二钱半，故纸（米炒）二钱，小茴（炒）二钱，大枣三枚，煨姜三片引。忌生冷。

治王姓，年二十余，六月下痢，日十余次，肛门如火，小便赤，舌苔黄，口作渴苦，不思食，邀余诊之。六脉浮数重按有力，此阳明少阳积热下痢，治宜推荡清热去滞，热除而痢自止。方：沙参三钱，当归二钱，生军一钱半，酒军一钱半，厚朴一钱，槟榔一钱，莱菔二钱，知母二钱，条芩二钱，木通一钱半，灯心草七节引。一剂大下二十余次。伊父曰：何以大下？余告曰：内滞去矣。四剂滞痢止，伊父曰：怪哉，大黄下药，能治痢如神，非先生孰敢如此？

治魏子，年十岁，冬月患泄并疟诸症，久治未全，正月底天气大寒，此子正气已衰不能耐寒，日夜下泄无度，小腹急痛畏风，恳余诊之。六脉迟弱无力，舌纯白口不渴，头重难举。正气大伤，真阳衰败不能御寒故也。即大温补回阳可见其效，稍缓难治矣。方：北条参五钱，箭芪（米炒）三钱，焦术三钱，白蔻一钱半，法半二钱，附子二钱，干姜一钱半，故纸（酒炒）三钱，益智仁三钱，荜茇一钱五分，吴萸子（另包，开水泡，去苦水，酒炒）一钱，川椒一钱五分，小茴（酒炒）一钱，大枣三枚，煨姜三片引。三剂大愈。

治李妇，年四十余，患太阴下痢，他医以附子理中汤去干姜加砂仁、法半，二剂泄止，止后口流冷涎不止，恳治。余曰：此胃中之寒未散也。原方加干姜一钱五分、丁香一钱五分、煨姜三片引，五剂愈。

治庄妇，年六十余，胸间作胀，舌无黄苔，口流冷涎，六脉缓弱无力，与前李姓相仿。方以：北条参五钱，焦术三钱，茯苓二钱，附子二钱，干姜一钱五分，白蔻一钱五分，砂仁一钱，法半二钱，丁香五粒，厚朴五分，煨姜三片，米酒少许引。三剂愈，忌生冷。

治胡子，年十六岁，六月作泄，日二十余次，胡公自知医，开方服之毫无见效，邀余诊之。六脉缓弱无力，此太阴中寒而作泄，余以温中健脾药，一剂减半，二剂而愈。方：北条参五钱，焦术三钱，茯苓三钱，白蔻一钱五分，砂仁一钱五分，法半二钱，附子一钱五分，干姜一钱五分，广皮一钱，生姜三片，红枣三枚引。

治许姓，年四十余，六月因受暑热积滞作泄，日夜数十次，不思食，数医俱用黑姜、吴萸服之，其势愈加。恳余治之，诊其六脉细数有力，舌有黄苔，小便赤短身热。余曰：此太阳少阳里热积滞作泄，加误服温热药，其病更甚。主方：沙参四钱，当归二钱，生军一钱，酒军一钱五分，厚朴一钱，槟榔一钱五分，莱菔子二钱，知母二钱，木通一钱五分，灯心草七节引。

数剂舌上黄苔退尽，下痢亦止，即服后方六剂而愈。主方：沙参三钱，当归二钱，熟地五钱，茯神三钱，槟榔五分，丹皮一钱，白芍二钱五分，前仁二钱，灯心草五节引。

治李子，年十七岁，患痢半月矣，不欲食，口微渴，每日饮开水数次，与许姓相同，以此方服之而愈。

治林子，十八岁，患脾虚作泄下伤正气，虚气散漫，头面周身浮肿。一廖医以为热泄，用大黄、牵牛等下之，其肿渐消，二三日仍作肿，数医治之不效。邀余治之，其六脉缓弱无力，重按则空，舌淡白欲饮开水，每日泄数次，津液不能上升，畏寒不发热。告伊父曰：令郎之病本脾虚作泄，前医不知，用大黄等药下伤正气，所以不效，即用温补药服之自可见效。方：北条参四钱，箭芪三钱，焦术三钱，茯苓三钱，白蔻五粒，砂仁二钱，附子一钱五分，故纸（酒炒）三钱，益智仁（炒）三钱，安桂一钱，法半二钱，槟榔五分，广皮五分，红枣三枚，煨姜三片引。日服三次。每日兼饮回阳酒二杯，渐服渐愈，十余剂大愈。服后方：北条参四钱，箭芪三钱，焦术三钱，当归二钱，熟地五钱，茯苓三钱，枸杞二钱，炒枣仁三钱，杜仲三钱，安桂六分，五味一钱，煨姜三片，福元三枚引。

黄姓，四十余，九月患腹痛作泄，日七八次不等，身不发热，口不作渴苦，舌无黄苔，饮食知味，经三日矣。余诊之，六脉缓弱无力，重按全无，小便微黄。此系正气不足，不能健运其气，所以大便下血。治宜大用温补之药，大健脾胃，使正气有权，其血自布散于周身，大便亦自不下矣。方：北条参（生用）五钱，北箭芪（生用）三钱，当归二钱，焦术三钱，怀药三钱，炒枣仁三钱，法半二钱，故纸（酒炒）二钱，益智仁（酒炒）二钱，枸杞二钱，杜仲（炒）三钱。连服三剂大效，十剂全愈。忌油荤生冷半月。

治一小儿，年十余岁，患下痢，日夜十余次，其色如白冻不化，邀余诊之。六脉缓弱无力，舌白色，口不作渴苦，饮食少进，少腹作膨胀。此系太少厥三阴中寒之故，治宜温补之剂，驱其三阴里寒，其痢自止。方：北条参四钱，焦术三钱，怀药三钱，白蔻仁半钱，砂仁二钱，制附片二钱，法半二钱，故纸（酒炒）二钱，益智仁（酒炒）二钱，小茴（酒炒）二钱。连服六剂，其痢自止，忌生冷半月，所以得诸症愈。倘以治痢常法，用川连、石榴皮等味服之，不但不愈其病，必反受害矣。

治荆州城陈二兄令堂，年七旬，于七月半患下痢，医治不效。一医以附子理中汤服之，痢稍止数日，忽患右边手足痿废，不能举动，时而作痛，邀余治之。诊其脉，两寸关浮数兼劲，两尺重按细而有力，舌有黄苔，小便赤热，大便不爽，不时胸中烦热头晕，午中更甚，每日如此，喜冷恶热，经半月矣。余告曰：此症无他原因，阳明积热，每热气下行而下痢，医又误用热药补滞，下痢虽减，而右边手足痿废，是内之邪热被补塞不行，溢逆经络以致于此。治法宜除内热兼滋阴，使邪热下行，真阴大滋，经络无热邪相浸，气血和平，手足自可还原，但令堂年高真阴大亏，非久服调养之药不能见功。陈兄曰：只求治不求速效。余即立方：沙参三钱，当归二钱，酒军二钱，槟榔二钱，莱菔子二钱，知母二钱，条芩二钱，五加皮三钱，白蒺藜（生用去刺）五钱，柴胡二钱，龟胶二钱，泽泻一钱，嫩桑枝七节引。十剂稍见微效，二十余剂手足见举动，余又以虎骨胶一两五钱兼服，至三十余剂渐见大效。又更方服至六十剂后，又以此方二十剂，蜜丸梧子大，每日早晚空心以白汤各送下六钱或八钱。方：北条参四钱，熟地八钱，茯神三钱，五加皮三钱，丹皮一钱半，白蒺藜一两（去刺生用），怀药三钱，怀膝三钱，龟胶二钱，鲜石斛二钱，当归二钱，枸杞二钱，泽泻一钱，五味一钱，嫩桑枝七节，灯心草七节引。又泡酒药方：大熟地一两，五加皮一两，杜仲一两，当归五钱，黑豆四两，好酒三斤。浸七日，每日早晚量用，渐服全愈。

治婢女，年二十余，四月半，患太阳阳明少阳三经表症，兼腹痛作泄。此三阳经因感风寒之邪，兼太阴中寒之症，故脉六部浮数，重按则空，口不作渴，舌白色。余即以散三阳经表药兼温补祛寒之味，一举两得。方：北条参四钱，箭芪三钱，焦术三钱，附片二钱，安桂一钱，干姜一钱五分，丁香二钱，法半二钱，桂枝二钱，柴胡二钱，干葛二钱，麻黄一钱五分，煨姜三片，红枣三枚引。一剂发汗，三阳表症去尽，泄亦减半，即去麻、桂、柴、葛，再剂全愈。

治府经屠公，因舟中感寒作泄数日，自开方服药未愈，邀余诊之。诊其六脉浮缓无力，舌无黄苔，惟不欲饮食，稍觉畏寒。余告曰：此乃正气无权，兼舟中感受寒邪入里作泄，宜温中和脾而寒自散，不必用表药可也。立方：北条参四钱，焦术三钱，茯苓三钱，砂仁（炒）一钱半，苍术一钱五分，广皮一钱，炙草三分，煨姜三片，大枣三枚引。二剂全愈。

治郭姓，年四十余，因患痢疾未愈，后又作滑肠下血年余，治未全愈，恳余诊之。六脉空缓无力，乃是久痢伤气之故。宜用大温补健脾胃之药可愈。方：北条参四钱，箭芪三钱，焦术三钱，茯神三钱，白蔻一钱，砂仁一钱五分，附子二钱，故纸（酒炒）三钱，益智仁（酒炒）三钱，法半二钱，胡椒一钱五分，干姜一钱五分，煨姜三片，大枣三枚引。数剂而愈。

治林姓年二十余，患大便作泄，日五六次不等，大便中带白冻，经二月余，身大瘦，间数日作一潮热，每夜稍作口渴。接余诊之，六脉细稍数有力，舌有黄苔，小便赤热兼作咳嗽。余告伊兄曰：令弟之症，因不节饮食，积滞伏热于肠间，非寒也，是积滞之污秽矣。所以前医误认为寒，用温补服之不效，余今先用调和气血并推荡清热之剂，去其积滞余热，再为调补可也。方：沙参四钱，熟地五钱，当归二钱，酒军二钱，槟榔一钱，莱菔子一钱五分，知母一钱，前仁一钱五分，灯心草五节为引。服二剂潮热退滞去，大便白冻些些，舌上黄苔退尽，后即更方服，连服二十余剂，正气稍旺，饮食渐加。又立丸方，着合丸服之，自可全愈。后调补方：北条参三钱，大熟地六钱，茯神三钱，怀药三钱，炒枣仁二钱，当归二钱，枸杞二钱，五味一钱，煨姜三片引。丸方于此方内，加老母鸡一只，合诸药炼蜜丸，梧子大，每日早晚空心，以白汤各送下五钱。后因不节饮食，返症而死。

肿症医案

治黄妇，年五十余，患周身作肿，邀余治之。诊其六脉数而有力，观其舌苔黄色，口苦稍渴。余曰：此乃阳明少阳里热太甚，大便难小便赤，以助其气作肿，非推荡太少里热，则气不降而肿不消。于是主方服之：沙参三钱，当归二钱，生军一钱，酒军一钱五分，厚朴一钱五分，槟榔二钱，莱菔子二钱，知母二钱，条芩二钱，木通一钱五分，灯心草十节引。二剂而愈。又诊六脉缓弱无力，口不作渴，举动时觉气不相接光景，胸腹作膨胀，早起头面浮肿，午后两足肿。此气血两亏，脾胃无权，大补正气，诸症自愈。方：北条参五钱，箭芪三钱，焦术三钱，茯神三钱，枸杞二钱，白蔻一钱，故纸（酒炒）二钱，安桂一钱，怀膝三钱，槟榔四分，广皮五分，煨姜、福元引。二十余剂大愈。原方去槟榔、广皮，取十剂以乌骨母鸡合此方，蜜丸梧子大，早晚空心以白汤各送下五钱而愈。余存此二案，乃见肿虽同，而虚实各异也。

治吴妇，年四十余，患阳明少阳里热之症，邀余诊之。六脉浮数，按之兼见微而有力，舌有黄苔，口渴苦，不欲食，午后胸前作胀，夜更甚，头面皆然，每于日落后作热，渐至大热大汗，待黎明而解，大便稍难，小便赤。其人素本阴亏，兼受阳明少阳积热，是以阴虚与积热交加而作，且午后属阴，至夜而热胀与汗甚者，阴亏兼实热之作也。治法宜用推荡去积兼滋阴可也。立方：沙参三钱，当归二钱，熟地五钱，生军一钱五分，酒军二钱，厚朴一钱，槟榔二钱，莱菔子二钱，知母一钱，条芩二钱，丹皮一钱，木通一钱五分，灯心草七节引。连服二剂，大下数次，胸前胀未退。余思此胀未退者，用熟地太早之故也，即于方内减去熟地、丹皮。又连服二剂，大下数次，其热胀与汗俱大减退，即更方数剂而愈。方：生沙参三钱，熟地五钱，茯神三钱，石斛二钱，丹皮一钱，怀膝三钱，龟胶二钱，泽泻一钱五分，槟榔五分，灯心草七节，煨姜三片引。

治胡姓，年四十余，因虚气作胀，每日发时胸前左右背膀俱胀，恳余治之。诊其六脉浮空缓弱，舌无黄苔，口不作渴，大小便如常。余告曰：此症系脾胃无权，不能运动其气，肾中虚气上涌故作胀。余以大健中气之药，日进三次，初服时虚浮之气，得补药一助，其胀更甚。余先着其病者，愈胀愈服，不可停止，服至十剂或止或发，稍有减势。余着原方再服十剂大减。伊信人言，另请一医，以破气降气之药一二剂效，伊不知其故，自夸曰好医也。未几胀复大作，较前更甚，又再恳余诊之。余着以原方连服至四十余剂方平安，再服引气归元丸一料，每日早晚空心以煎剂送此丸各五钱，至五十剂，又更丸方一料，服月余其病全八九。第一次煎方：北条参四钱，箭芪三钱，焦术三钱，茯神三钱，当归二钱，白蔻一钱，砂仁一钱五分，枣仁（炒）二钱，槟榔五分，广皮五分，安桂一钱，附子二钱，福元三枚，煨姜三片引。忌生冷。丸方：大熟地十两，茯苓三两，怀药三两，怀膝三两，枸杞二两，安桂一两五钱，附子二两，故纸二两，萸肉一两五钱，五味一两。蜜丸梧子大，依前服法。后更丸方：大熟地十两，茯神三两，怀药三两，焦术三两，枸杞二两，附片二两，安桂一两五钱，怀膝三两，萸肉二两，五味一两，北条参四两，乌骨鸡一只。如法合丸，蜜成梧子大，依前法，内加箭芪三两，入老母鸡肚内，和鸡蒸熟，取出焙干，研末入药内，服法如前。

治胡姓，年三十余，先患目痛，服六味地黄汤，目疾愈。后半月余，忽胸腹间稍作膨胀，请一医叫服枳术丸，每日早晚服之。病者不明其胀之故，竟以枳术丸服月余，正气大败，周身肌瘦作喘，面色晃白，难以行动，每日食饭些需，其食之饭粒粒现于肠间，如水晶之状，病者自云不能生矣。诊其六脉微弱之至。即以大红枣半斤泡胀，剥去粗皮并核，和米饭半小杯许，取净砂罐合枣肉、米同熬如糊，稍稍食下，不要多食。日二次，如法十日稍效，又如法半月大效。即取老母鸡一只熬浓汤，以建莲糯米饭米些些合熬成膏食之，日二三次，如法三日，又见效。即以：北条参四钱，箭芪三钱，茯神三钱，怀药三钱，当归二钱，炒枣仁二钱，枸杞一钱五分，熟地（焙干）四钱，煨姜三片，福元三枚引。连服十余剂，原方蜜丸梧子大，每日早晚空心以福元三枚、煨姜三片煎汤送下四五钱，正气复元而诸症平矣。

治李姓年三十余，亦因先患目疾，服六味地黄汤目疾全，后亦腹胀，一医以此法服之，后与此症相同。余以红枣剥去皮，建莲去心，合熬成羹，日服二次，每次一茶杯许，服半月渐见微效。又服阳八味地黄汤五剂，每剂肉桂一钱五分、附片二钱、煨姜引。又渐见大效，每日仍以前枣、莲熬羹服。间三四日又用黄老母鸡一只，收拾洁净，以砂锅熬成羹食，渐食渐效，食至四十余日大全。随合硫黄丸二两，每日早晚空心，以米汤送下二十丸，服尽为止。忌一切生冷。如服枣莲羹半月，可以取陈熟米熬粥汤兼食。此症肾阳衰败，故如此治之。

治曹妇，年三十余，饮食起居如常，惟每日午后两足自膝以下俱肿，每夜五更时，口作渴，欲饮开水茶碗许方润。而天癸或期前，十八九日或二十余日即行，行时腰必作胀，血色稍带白，经年余。邀余诊之，六脉浮洪而空，按之弱极。此系气血两亏之症，其外体虽觉有余而内不足也。至于每日午后两足肿者，是气虚，每夜五更作渴者，是阴亏。治宜大用气血两补，并生真阴真阳，可望全愈。方：大熟地一两，北条参四钱，箭芪三钱，茯神三钱，焦术三钱，附片二钱，安桂一钱，故纸三钱，杜仲三钱，小茴（酒炒）二钱，当归二钱，煨姜三片，福元三枚引。服五剂诸症稍减，十五剂大效。即以原方十五剂，合丸梧子大，每日早晚空心，以福元三枚、煨姜三片煎汤，各送下五钱。服完再以此方十五剂，加乌骨鸡一只，蜜丸梧子大，服完，气血足而诸症全愈。

治熊妻，年二十余，冬月患腹胀并周身作肿，气上喘不能仰卧，舌白色，口不渴苦，身不热，诸医不效，恳余诊之。六脉虚弱无力，面色㿠白，寒气凝滞。此正气大虚，脾胃无权运化，而虚气积滞胸腹浮肿。法宜大用温补其气，兼健脾胃消虚气，可见大效。方：北条参四钱，箭芪（米炒）三钱，焦术三钱，茯神三钱，白蔻一钱五分，安桂一钱，当归二钱，故纸三钱，续断三钱，柴胡五分，槟榔尖三分（消虚气），广皮三分（消虚气），福元四枚，煨姜三片为引。忌厚味。十剂全愈。每日兼饮回阳酒些些，日二三次，以助药力更妙。

治王姓，年二十余，数年间患有气胀作噎咳症。本地一老医，每于发时，以知母、黄连等兼破气之味服之，数年不愈。幸其人先天未亏，虽服寒凉不见败处。求余诊之，六脉浮缓而空，此乃正气大弱，中宫之阳不能主其升降之职，故有其症。余立方服之，可许全愈。方：北条参四钱，箭芪三钱，焦术三钱，茯神三钱，当归二钱，炒枣仁二钱，枸杞二钱，熟地八钱，五味二钱，白蔻仁一钱，槟榔五分，怀膝三钱。渐服渐效，连服二十余剂大全。次年正月，以原方十剂，加燕窝二两，乌骨母鸡一只，合丸梧子大，每日早晚空心，以白汤各送下五钱，全愈，永不再发。

治田姓，年三十余，患气血两亏之症，畏寒，胸腹膨胀，不欲食，夜间稍渴，因不节饮食，酿成阳明积滞之症。余以健脾兼去积之方，服数剂未见大效，稍加热势。伊转请胡医治之，竟以黄连、栀子、黄柏、青皮等破伤正气，然破气药，初服时觉见效有益，服至十余剂，饮食不思，夜间作热膨胀，面色晄白，气短不足，举步艰难，又求余治。余问其病，与所服之药，知其受药之害，即向其兄曰：令弟之症，本是气血两虚之症，今被医误治，以至于此，况自交好以来，视如手足，倘袖手旁观，心有所不忍，即复往诊。存方立案，如服药有差，惟余是问，当诊其脉，六脉浮缓而弱，舌淡白色，大小便如常，即立方服。渐服渐效，服至二十余剂大效，于八月半后，再服丸药一料而全。前方：北条参四钱，熟地五钱，茯神三钱，箭芪（生用）三钱，当归二钱，炒枣仁二钱五分，槟榔五分，莱菔子五分，煨姜三片引。煎服二十余剂。丸方加枸杞三两、怀药三两、洋参二两。

治许子，年二十余，患气血两亏之症，面色微黄兼浮肿，行动艰难，饮食后觉胸前饱胀，夜卧常有盗汗，行动气短不接，口稍微渴，喜热饮。先年求余治之，已立方服药数剂觉效。有本地一文医，以为此症不宜补，即服他药，愈服愈加，于次年七月初再再恳求治之。余见之不忍，其子来寓诊之，六脉缓无力，舌淡白色，余症似前。此乃正气未曾还元之故，立以大补气血方服之。北条参四钱，箭芪三钱，茯神三钱，怀药二钱，枸杞三钱，麦冬（去心）二钱，阿胶二钱，熟地八钱，炒枣仁三钱，当归二钱，杜仲三钱，怀膝三钱，五味一钱五分。渐服渐效，服至十余剂，全八九分矣。再以原方十五剂，蜜丸梧子大，每日早晚空心，以福元煨姜汤各送下六钱，服完全愈，兼饮药酒，后更调气血方。大熟地四两，当归一两，安桂五分，怀膝二两，虎骨一两，加皮三两，大黑豆四两，好酒五斤浸服。

治杨姓，年四十余，初患气痛症，本铺并他医，均以破气降气之药治之，不惟症不能退，且胸前作膨胀，邀余诊之。六脉缓弱无力，舌白色，口不作渴，大小便如常，周身浮肿。余曰：此被破气等药，伤其胃中正气，故正气无权运化，以致膨胀浮肿。余以大健中气，并补脾胃，俾正气得权，而虚自消散矣。方：北条参四钱，箭芪（米炒）三钱，焦术三钱，茯神四钱，白蔻（炒）一钱，当归（酒炒）三钱，炒枣仁三钱，安桂一钱，法半二钱，槟榔尖五分，莱菔子五分，广皮五分，大枣三枚，煨姜三片引。渐服渐消，服十余剂大愈。邀余酬劳，余曰：胖人而医瘦矣，何敢受其谢乎？众笑之曰：神乎，胖人而医瘦，难也。

治婢女，年十八岁，患头面浮肿，气上喘，舌上需有黄苔，口不作渴，大小便如常，两足不能行动，六脉微浮稍数，按之则空。此正气虚弱，兼稍感寒邪阻滞。治宜大温补，祛阴回阳可以有救。若服表药，一汗亡阳而死矣。方：北条参四钱，箭芪（米炒）三钱，焦术三钱，茯神三钱，附子二钱，干姜一钱，白蔻一钱五分，砂仁二钱，安桂一钱，煨姜三片，大枣三枚引。一日二剂，渐服渐消，气亦渐平，服至七剂诸症已平。惟两足下肿未尽消，于是加减更方。北条参五钱，箭芪三钱，茯苓三钱，当归二钱，五加皮三钱，槟榔五分，广皮五分，莱菔子五分，怀膝二钱，苡仁三钱。原方四剂全愈，十余剂大全。

治饶妇，年三十余，患产后每日乳汁有余，除小儿食后，作胀难当，必挤去碗许方可。不时头悬，体虽胖大，面晃白色，邀余治之。诊其六脉浮大而空，此乃气血两亏之症，即以大补气血之药，十剂大效，随以原方十剂，加乌骨母鸡一只，燕窝二两，合丸梧子大，每日早晚空心，以白汤各送下五钱。方：北条参五钱，箭芪（米炒）三钱，大熟地一两，焦术三钱，茯苓三钱，当归二钱，怀膝三钱，枸杞二钱，萸肉二钱，五味一钱，安桂一钱，福元三枚，煨姜三片引。忌生冷。

手足医案

治李兄，年五十余，患右边大腿胯作痛，半月余，以调气和血之药服之不效，邀余治之。诊其六脉浮中沉三部，按之均有力。此系阳明积滞之热，阻滞大便不通，使热气漫散横行，阻滞经络而作痛也。宜大用推荡清热之方，去其内热，而经络之气滞痛者自止，故曰通则不痛，正此谓也。方：生沙参三钱，当归二钱，生军一钱五分，厚朴一钱，槟榔一钱，莱菔子一钱，苍术二钱，知母二钱，防己二钱，泽泻一钱，灯心草七节引。服三剂效。再复诊之，余问：一切情形，较前如何？伊曰：减去二三分矣。再将原方服至数剂，大小便畅利，而症全矣。

治伍脚气，时痛时止，因舟中感受风寒而发，服散邪活血除湿之方而愈。方：沙参四钱，当归二钱，麻黄一钱五分，柴胡二钱，秦艽三钱，茯苓三钱，条风三钱，厚朴一钱，苍术（微炒）二钱，安桂一钱，川膝三钱，苡仁三钱，钩藤三钱，桂枝二钱，木瓜二钱，广皮一钱五分，生姜、葱白引。服四剂愈。忽又头中作痛，时走不定，此因气血两虚，不能攻散感冒风邪之故，即立补气血散邪之法，数剂全愈。方：熟地一两五钱，茯神三钱，焦术二钱，安桂一钱，全蝎五个，白附子二钱，天麻一钱五分，菊花一钱五分，川芎一钱，橘红一钱，僵虫一钱五分，柴胡二钱，桂枝一钱，荆芥一钱五分，桔梗一钱，煨姜三片引。

治谭姓，年三十余，十月半，忽昏倒地，口即歪斜，手①。

补真阳，一剂见效，四五剂大愈。方：北条参八钱，熟地一两，怀膝三钱，茯神四钱，怀药四钱，枸杞三钱，安桂一钱，制附片三钱，五味一钱五分，白蒺藜六钱，煨姜三片引。

治刘姓，四十余，忽患左脚背踝骨作热肿痛，经三四日，前医以疏表方服之不效。余诊之，六脉稍浮缓，重按则弱，余无他症。此气血两虚，真阳下陷之故。余即用大补气血之药，

---

① 手：底本此处至下段原文缺失2页。

兼生真阳之味，一剂热痛稍减，服数剂愈。北条参八钱，大熟地一两五钱，茯神四钱，怀膝四钱，怀药四钱，枸杞四钱，杜仲三钱，安桂一钱，制附片二钱，五味一钱，煨姜引。

治张子，年二十余，忽患两手疼痛不能举动，每日饮食洗脸均是别人代之，医治二月未效，求余诊之。六脉缓无力，余无别故。此系本来气弱，因卧湿地，被湿气浸入经络，使阳气闭阻，不能用事，故不能举动。治宜大补气血兼除湿气，可以大愈。方：北条参六钱，箭芪三钱，大熟地一两，茯神四钱，怀药四钱，安桂一钱，全归二钱，制附片三钱，杜仲二钱，虎骨四钱，白蒺藜六钱，加皮二钱，米酒引。渐服渐愈。

治吴姓，年四十余，其人体胖，忽患左足大胯骨窖间作痛，难以行动，经三日渐加其痛，邀余诊之。六脉缓弱，不大有力。此乃气血太弱，风邪透入骨窍。余用大补气血，兼追风邪之药，四剂大愈。方：北条参（生用）八钱，箭芪（生用）四钱，大熟地一两，茯神四钱，怀药四钱，虎胶二钱，蒺藜（生用）八钱，怀膝四钱，枸杞四钱，续断三钱，煨姜三片，米酒引。

发热恶寒医案

治僧，年七十余，患太阳少阳阳明风寒两伤营卫，发热恶寒，兼食填太阴症，邀余诊之。六脉浮而稍大，重按则空，此正气虚也。舌苔黄，口不渴苦，此食填胃间，发热恶寒，兼三阳表症。治法宜先发其表，兼补脾胃去积滞，一举三得矣。方：北条参四钱，焦术三钱，当归二钱，麻黄一钱，桂枝一钱五分，柴胡一钱五分，干葛一钱五分，神曲二钱，厚朴一钱，槟榔一钱，莱菔子一钱五分，生姜三片，大枣三枚引。服一剂发汗，热势渐退，舌上黄苔未退，满面现黄色，口不渴苦，每日二三次，欲大便，便之又解不出，虚气下降故也。余立方：北条参五钱，箭芪（米炒）三钱，焦术三钱，茯神三钱，当归二钱，安桂一钱，白蔻一钱五分，砂仁一钱五分，槟榔六分，莱菔子五分，广皮五分，煨姜三片，大枣三枚引。十余剂大全。

治姜姓，年二十余，患太阳少阳经感受风寒，两伤营卫之症。发热恶寒，周身大热，舌无黄苔，一医以小柴胡汤加麦冬服愈甚。邀余诊之，六脉浮数兼紧，即告曰：此太阳少阳经感受风寒之邪，伤其营卫。即立方服之，可以见汗即退，恐此症已极，服药后发汗不出，若得鼻孔流血亦是邪解矣。果服药后，发汗不出，半夜间鼻流血一茶杯许，其热大退。方：沙参三钱，大熟地八钱，当归二钱，茯神三钱，麻黄一钱，桂枝一钱五分，柴胡一钱五分，炙草一分，生姜引。热退身凉。更方：沙参四钱，熟地八钱，茯神三钱，当归二钱，怀药三钱，五味一钱，灯心草五节引。服三剂全愈。忌油荤。

治简姓，年十七岁，患太阳少阳经感受风寒之邪，发热恶寒，周身发热不退，邀余诊之。六脉浮数而稍紧，头项背腰骨节痛，少阳两侧亦痛，舌无黄苔，余以方服之。初服方：沙参三钱，当归二钱，茯苓二钱，麻黄一钱，桂枝一钱五分，柴胡一钱五分。服下发汗不出，症亦未退。次日又诊，余见其脉症仍旧，着加麻黄二钱、桂枝二钱、柴胡二钱。仍服，又发汗不出。第三日诊之，余知风寒之药稍轻矣，于是第三剂方：沙参三钱，当归二钱，麻黄三钱，桂枝三钱，柴胡二钱，生姜三片，大枣三枚引。服之即大汗而热解。其友曰：可见治病，药不可胜病，则病不去，于斯可见矣。

治萧姓一子，年二十余，患风寒之邪伤太阳经营分，少阳阳明经表症，已五日未得汗，头项强，腰背骨节疼痛，发热恶寒，畏风，小便不长，口渴好饮开水，饮后腹胀，恳余诊之。六脉浮而数，重按全无。此太少二经感冒风寒之邪闭固营卫，表邪未散渐入于里，扰干胃中津液作渴，又膀胱之气不化，故小便不长也。余即用散邪温中补气之法，服一剂发微汗未愈，着再大发汗三剂全愈。方：北条参三钱，焦术二钱，茯苓三钱，麻黄二钱，桂枝二钱，柴胡二钱，安桂一钱，泽泻一钱五分，灯心草生姜引。

治王姓，年二十余，患风寒两伤营卫发热恶寒，周身骨节疼痛，口不时吐冷气，邀余诊之。六脉浮而稍紧，按之全无。此因脾胃有寒，又感三阳经风寒之邪，表里皆寒，治宜大温补中气，兼以散三阳表邪自愈。方：北条参（米炒）四钱，焦术三钱，茯苓三钱，附片二钱，丁香一钱五分，干姜一钱五分，砂仁二钱，法半二钱，当归二钱，麻黄一钱，桂枝二钱，柴胡二钱，干葛二钱。服一剂发汗，诸表症减去大半，再剂，表症尽去，余再着原方减去麻桂柴葛，连服二剂，诸症全愈。

治庄妇，年四十余，腊月中因连日大雪感受寒邪，伤其太阳经营分，故腰背骨节痛，又兼见头重痛难举，乃寒中少阴也。刻下恶寒不发热者，寒邪初入经络未郁为热。六脉浮数按之则空，舌白色，口不渴苦。余以温中兼散表，一剂发汗，恶寒骨节痛俱止，惟少阴头痛未息。余更以温中驱寒，又二剂而愈。方：焦术三钱，茯苓三钱，砂仁二钱，附片二钱，法半二钱，麻黄一钱，桂枝二钱，煨姜三片，大枣三枚引。一剂发汗。更方：北条参五钱，焦术三钱，白蔻一钱五分，砂仁一钱五分，法半二钱，附片二钱，安桂一钱，煨姜三片，大枣三枚引。二剂愈。

治高姓，年三十余，贪凉感受风寒伤太阳营卫，阻滞经络，两大腿疼痛不能屈伸，难以行动，口不渴苦，舌无黄苔，大便如常。余诊之，两寸脉浮数，两关尺稍数，重按则空。此风寒伤其太阳经营卫，兼真阳不能御外，非大温补兼其邪不能见功。即立方：北条参四钱，箭芪（米炒）三钱，焦术三钱，茯苓三钱，当归二钱，附子二钱，安桂一钱，白蔻一钱五分，法半二钱，麻黄一钱五分，桂枝二钱，怀膝三钱，生姜三片引。服一剂，发汗大退，四剂只禁风，不发汗，而诸症全愈矣。

治伍长媳，年二十余，受胎三月，患恶寒发热，一日数次，诊其脉六部沉弱无力，此内伤不足之病，非外感之恶寒发热也。方：北条参五钱，箭芪三钱，大熟地六钱，焦术二钱，茯神三钱，当归二钱五分，怀药三钱，安桂五分，福元三枚，煨姜三片引。六剂而愈。若误为感冒风寒之恶寒发热治之，速其害矣。

治胡妇，年三十余，患恶寒发热，头身骨节疼痛，咽喉痛，食不下，恳诊之。两寸脉浮数，两尺细数。此乃感三阳表邪又兼阴亏，治宜滋阴散邪，标本兼治。方：沙参三钱，熟地六钱，麻黄八分，桂枝一钱，柴胡一钱，干葛一钱，桔梗一钱，当归二钱，生姜二片，灯心草七节引。服一剂，发汗头身骨节痛已尽去，惟咽喉痛未止，胁下亦痛。余更方：熟地一两，茯苓三钱，丹皮一钱五分，麦冬二钱，怀膝三钱，白芍二钱，桔梗二钱，柴胡二钱，青皮一钱，泽泻一钱五分，五味二十粒，灯心草引。三剂而愈。

腹痛医案

治陈妇，年六旬，忽患腹痛异常，举家以为痧症，使人用刮痧之法不效，急邀余诊之。六脉洪大有力，舌有黄苔，大便不通，小便短赤，口渴苦。余告曰：此阳明少阳积热之症也。

即以推荡清热之药服之，去其积滞，立可见效。方：沙参三钱，当归二钱，生军二钱，芒硝二钱，厚朴一钱，槟榔一钱五分，莱菔子二钱，知母二钱，条芩二钱，木通一钱五分，灯心草引。一剂减半，四剂全愈。

治李姓，年六十余，患食积胃腹中极痛，邀余诊之。六脉沉实而缓，舌有黄苔。此食积胃间，气不舒而作痛也。余以调气去积，二剂而愈。方：沙参三钱，当归二钱，茯苓三钱，厚朴一钱，苍术一钱五分，莱菔子二钱，神曲二钱，槟榔一钱。不用引，忌厚味，三剂大全。

治杨姓，因饮食不节，积滞胃间腹中作痛异常，举家皆以为受寒，邀余诊之。六脉皆沉而有力，舌有黄苔，时作呕，即以推荡清热服之，一剂痛减呕止，三剂全愈。方：沙参三钱，当归二钱，酒军二钱，厚朴一钱，槟榔一钱五分，莱菔子二钱，知母二钱，条芩二钱，灯心草七节引。忌厚味。

治管姓，年三十余，忽患腹脐急痛，恳余诊之。六脉沉细弱而无力，舌白面青。此系夏暑过啖生冷贪凉，兼以房事不慎，内伤真阳，寒邪逼迫，若不速治，顷刻之间，舌卷囊缩，不救矣。余即以驱阴回阳之药，一剂病减，三剂愈。方：北条参（米炒）四钱，焦术四钱，茯神三钱，小茴（酒炒）二钱，附子二钱，安桂一钱，胡椒二钱，吴萸子（以开水泡，去苦水，姜酒炒）一钱五分，煨姜三片，米酒少许引。

治唐妇，年三十余，患腹痛，请一医，以为痧症，即用阴阳汤送下丸药一服，下咽后其痛更甚，邀余诊之。六脉迟弱无力，舌微白，下痢，腹极痛，头不能举，呻吟不止，口不渴。此太少厥三阴中寒之症，宜大温中，驱其寒邪可也。方：北条参五钱，焦术三钱，茯神三钱，白蔻一钱五分，砂仁二钱，附子三钱，安桂一钱五分，干姜一钱五分，法半二钱，吴萸子（以开水泡，去苦水）一钱五分，煨姜三片，大枣三枚引。

治许妇，年二十余，受胎足月，忽作腹痛难当，外无别苦，惟头悬气短，求余以方治之。余问其情形，实由气血两虚，不能送子出胞之故，即开大补气血之方。党参四钱，大熟地一两，箭芪（米炒）三钱，茯神三钱，怀药三钱，当归（酒炒）二钱，枸杞三钱，杜仲三钱，萸肉三钱，安桂六分，福元三枚，煨姜三片引。服头次，其痛愈甚，着人来问，余曰：此药力到也，即再服二次，其胎即下也。顷刻果生一女，平安无事，独神昏气短，着服原方，四剂大愈。

治张妇，年二十余，患腹痛欲绝，舌白，口不渴苦，恳开方。余曰：此积寒凝滞不通之故。即开大温补回阳之药，一剂减，二剂全愈。方：北条参四钱，焦术三钱，白蔻一钱五分，砂仁二钱，法半二钱，胡椒二钱，丁香七粒，附片一钱五分，干姜一钱五分，安桂一钱，煨姜引。

咳嗽医案

治青莲僧，年七十余，患咳嗽多痰气喘，午中腹内作痛，得食则减，邀余诊之。六脉浮大重按则空，口不渴。此脾胃无权，不能制水，水随虚火上冲其肺而咳，治法宜滋阴以降其浮泛之火，补脾培土以制水，其症可以全矣。立方：北条参五钱，大熟地一两，茯神三钱，怀药三钱，枸杞三钱，五味一钱五分，焦术三钱，附子一钱五分，煨姜引。连服十五剂全愈。

治李姓，年七十余，忽患咳嗽，日夜不止，时吐白痰，求余治之。诊其六脉虽浮洪，按之即空，身虽胖大而内则虚也。此咳由阴亏火旺，痰随浮泛之火，上冲其肺作咳，所以咳后必吐白痰也。法宜大补真阴，使水升火降，不治嗽而咳自止。方：大熟地一两，茯神三钱，怀药三钱，麦冬（去心）二钱，丹皮一钱五分，怀膝三钱，泽泻一钱五分，附子二钱，萸肉一钱五分，五味一钱，煨姜三片，灯心草五节引。渐服渐效，二十余剂全愈。

二月，治林姓，年二十余，因先年发咳，治之未得大效，于二月感冒风寒，其咳大作，夜间更甚，不恶寒发热，经十余日服药不效，邀余治之。诊其六脉虽浮稍数，重按则弱，舌无黄苔，大小便如常，外无别情。余诊备，告曰：此感冒风寒之邪，闭固毛孔，气涌于上，冲动其肺而作咳，夜间更甚阴亏也。治法宜滋阴疏散风寒之邪，其咳自止。于是立方：沙参（生用）三钱，当归二钱，熟地六钱，茯神三钱，麻黄六分，紫苏八分，薄荷二分，桔梗一钱，灯心草五节，煨姜三片引。忌生冷油荤。连服十剂减八九分。余诊六脉转为浮，而稍洪不数，此外邪去矣，减去疏散之药。方：大熟地八钱，茯神三钱，怀药三钱，麦冬（去心）二钱，丹皮一钱，泽泻一钱五分，五味一钱五分，灯心草七节，煨姜三片引。连服十剂大愈。即以此方十五剂加龟胶三两，蜜丸梧子大，每日早晚空心以白汤各送下六七钱大愈，不再作咳矣。其伊兄谢余曰：倘舍弟之病以咳嗽套法治之，则误矣。

红崩医案

治伍母，年五十余，素有吐血症，时而发热恶寒，日数次，三伏亦然。余诊之，六脉浮而兼弦，真阴亏也；重按而弱，脾气衰也。余常以滋阴健脾，甘温之药调治，其病全愈。于次年忽患前阴下血成块，连下数次不止。余诊之，六脉转为沉弱矣。此系脾阳衰弱不能统运，宜大健脾胃，去瘀生新，大见其效。方：北条参四钱，箭芪三钱，焦术三钱，茯神四钱，当归二钱，炒枣仁三钱，炙草三钱，福元三枚，煨姜三片引。连进三剂立止。因平日本系阴亏，所以于是方内加熟地八钱，再服四剂全愈。

治曾妇，年五十余，前阴下血不止，经十余日调治不愈，恳余诊之。六脉稍见浮数，重按则空，口不作渴苦，舌无黄苔，外无表邪，饮食些需。此系气血两亏，气不运化，其血下崩。余即用调补气血之药，服四剂血止。而白带又作，余再诊之，六脉变为缓弱，腹稍作胀痛，乃是正气衰弱。于是更用补气壮阳之药服下即效，连服五剂，大愈。前方：北条参（生用）五钱，箭芪（生用）三钱，大熟地六钱，茯苓四钱，真阿胶四钱，生枣仁二钱，当归三钱，怀药四钱，杜仲三钱，福元三枚，米酒引。后方：北条参五钱，箭芪（米炒）三钱，怀药四钱，茯苓四钱，白蔻三粒，故纸（酒炒）三钱，益智仁三钱，小茴（酒炒）二钱，陈皮五分，煨姜三片为引。

治钟妇，年七十九岁，忽患前阴血浸不干，已数日矣。余诊之，六脉缓弱而空，余无别症。告伊子曰：此气虚不能统血，故血下浸。即立调补气血之方，服二剂其血稍止。因其长子病故，大哭而悲，加伤气血，于第三日，忽前阴中起一胞紫色，形如李大之状，稍热痛胀，渐加大痛，小便极痛难当，余无别情。是气虚下陷成胞，非别故也。于是仍以原方，服六剂而胞自散矣。初方：北条参四钱，大熟地八钱，当归二钱，茯苓四钱，怀药四钱，枸杞三钱，炒枣仁三钱，厚杜仲三钱，五味二十粒。服至四剂，血止。后加升麻三分，煨姜三片。忌生冷。因其阴中稍痒，外以嫩桑枝、生葱煎汤洗，日二次，其痒亦止。

白带医案

治安妇，年二十余，其妇外体甚胖，常患白带病，每发时腰腹俱胀兼痛，邀余诊之。六脉缓弱无力，此脾肾之阳衰弱，非大补其气不可。方：北条参五钱，箭芪三钱，焦术三钱，茯神四钱，附子二钱，安桂一钱五分，故纸三钱，益智仁（酒炒）三钱，小茴（酒炒）二钱，煨姜三片引。十剂而愈。

治陈姓，年四十余，患前阴下白浊，请数医均以白带为论，久治不效，求余治之。诊其六脉沉实有力，重按不弱，此乃湿热积滞阴阳不分，如夏暑之水，浊而不清，故曰白浊，非白带也。法宜用推荡清热之方服之，使阴阳分而浊自止矣。沙参四钱，当归二钱，酒军二钱，怀膝三钱，槟榔一钱五分，木通一钱五分，知母二钱，条芩二钱，灯心草十节为引。连服十剂大全。

酒病医案

治僧，年六十余，因饮冷酒，寒积胃间，将气凝滞，痛楚异常。余诊之，六脉缓弱无力，口不渴，舌无黄苔。此寒气凝滞不通，余以大用温补，祛寒回阳，以化其滞，通则不痛矣。北条参五钱，焦术三钱，白蔻一钱，砂仁二钱，法半二钱，附片二钱，安桂一钱五分，干姜二钱，胡椒二钱，丁香一钱五分，故纸（姜汁炒）三钱，米酒引。一日夜连服六剂，每取头汁服，愈后另煎渣服。全愈不再作。

治张女，年四十余，患胸腹膨胀，气喘不思饮食，请医治之，无奈本地数医，均以破气降气之药，愈治愈深，举动艰难，转求治之。余往诊，六脉缓弱无力，舌无黄苔，口不渴，大小便如常。余告曰：此乃素好饮酒，伤其脾胃，故今之作胀者，因脾胃衰败，中宫无运化之权，又兼数医误治，以致如此光景，法宜大健脾胃，补其正气，所以虚气自消。方：北条参五钱，焦术三钱，茯苓四钱，白蔻（炒）一钱，砂仁（炒）一钱五分，安桂一钱，法半二钱，槟榔五分，广皮四分，煨姜三片，大枣三枚引。六剂大效，十剂全愈。随以更方作丸，服完大全。丸方：北条参三两，箭芪一两五钱，茯神三两，焦术二两，大当归一两，枸杞二两，炒枣仁三两，安桂六钱，故纸三两，熟地六两，五味一两。蜜丸梧子大，每日早晚空心以煨姜汤各送下五钱。其人因不节酒色，次年其病复作，诸医又以破气等药治之不效，又恳余治之，仍是前症，仍以前法治之而愈。

治田姓，年三十余，因伤酒成病，患大便不通，腹膨胀难当，服大黄下之不通，邀余诊之。六脉迟弱无力，口不渴。余曰：因正阳衰弱，不能运动其气，酒随其寒气凝结不通，大黄一下阳气愈衰，寒愈不化，大便愈其不通。余以纯阳之药服之，使寒得阳而自化，大便立通矣。方：以巴豆五钱去壳，将内仁捣烂，以粗纸去其油成霜，用饭糊成丸梧子大，白汤送下十粒，或十余粒，量其病服，服下立通，随即以温补药五剂可还元矣。温补方：北条参四钱，箭芪（炒）三钱，焦术四钱，茯苓三钱，白蔻（炒）一钱，砂仁（炒）二钱，煨姜引。五剂愈。

治胡姓，年五十余，忽患齿痛莫可如何，伊自知医，治之不愈，求余立方。知伊每日早晚酒不间断，胃中之热与虚浮之火泛上，郁结不散，宜先清热散郁，使胃中积聚之热即散，即随服滋阴凉血，可尽愈矣。清热散郁方：大生地五钱，酒军二钱，枳壳二钱，细辛二分，石膏二钱，怀膝二钱，防风一钱五分，荆芥一钱五分，柴胡一钱五分，当归一钱五分，灯心草七节引。三剂痛止。后滋阴清热方：大生地五钱，熟地五钱，怀药三钱，泽泻一钱五分，怀膝三钱，鲜石斛二钱，白芍二钱，槟榔一钱五分，五味一钱，灯心草七节，煨姜三片引。五剂大愈。

吐血医案

治万妇，年二十余，忽于新产后吐血，自不轻服药，常以梨汁蒸服，血亦渐止，止后发咳不止，胃中喜食凉物瓜梨即安。邀余诊之，六脉浮而兼数，按之不大有力。此真阴亏损虚火上炎，痰随火而上冲其肺作咳也，治法非大滋真阴以润其燥不能也。方：大熟地八钱，茯苓三钱，生沙参三钱，玉竹（蜜炒）三钱，怀药三钱，怀膝三钱，炒寸冬二钱，真龟胶三钱，五味一钱五分，灯心草五节引。三剂全愈。

治陈姓，年四十余，患吐血症，每吐碗许，吐出其色甚鲜，经数月矣，请数医治之，众皆以心火肺火谬论，愈治愈重，几不可救，访求余治。诊其六脉浮数，重按则空，口不渴苦，舌无黄苔，面色㿠白，偶作咳二三声，仍吐痰。幸未潮热作渴，症虽重，尚可以治。详察脉症，乃真阴亏极，龙雷之火上浮，非大滋真阴以生其水，则真阳无留恋闭藏，其血安止哉。于是即立方：大熟地一两，真阿胶二钱，茯神三钱，玉竹三钱，怀药三钱，丹皮（微炒）一钱，麦冬（去心）二钱，怀膝三钱，泽泻一钱五分，五味一钱，建莲（去心）五枚，灯心草五节引。服一剂微效，二剂见效。又复诊，其脉稍平。连服三四剂，其症减去六七，五六剂全止不吐。又以原方加服六七剂，血症大全。复又感冒风寒，作咳不止，夜不能卧，已十余日，又求诊之。脉势稍见浮紧，非前之症作咳，乃感冒风寒咳也，即立以解三阳经风寒之药，一剂发汗，咳减，三剂全愈。禁风不发汗。方：沙参三钱，当归二钱，茯神三钱，麻黄一钱，桂枝一钱五分，柴胡一钱五分，干葛一钱五分，炙草二分，大枣三枚，生姜三片引。外感咳全愈。因其平日脾胃不健，再加前医以知、柏等克伐药，寒积少阴，故少腹作痛，日大便泄四五次方止，又求诊之。诊其六脉转浮弱无力，知其脾胃初受知、柏寒凉等味大伤正气，即立大温补之药，温中以回其阳，连服十余剂，渐服渐安。大温补方：北条参（米炒）五钱，焦术二两，箭芪三两，茯神三两，怀药三两，炒枣仁二两，当归一两五钱，大枣半斤。熬浓汁，打丸梧子大。每日早晚空心，以煨姜汤，各送下五钱，忌生冷。

治许子，年二十余，患吐血症，请数医不效，求余诊之。六脉浮缓而无力，乃气血两虚之故。宜大补气血使正气有权，而血自运布周身，岂有吐哉。方：北条参四钱，箭芪三钱，茯神三钱，怀药三钱，当归二钱，炒枣仁二钱，大熟地一两，萸肉一钱五分，五味一钱五分，煨姜三片，福元三枚引。忌一切生冷，渐服渐效。十余日忽发热恶寒，作头痛，复邀诊之。两寸脉浮数，两关脉亦稍浮大，舌无黄苔。余知感风寒之邪，非症之变也，即以加减三阳经表邪之药，发散其邪。方：沙参三钱，熟地一两，茯苓三钱，怀药三钱，当归二钱，麻黄一钱，桂枝一钱五分，柴胡一钱五分，干葛一钱五分。服后发汗，汗出诸症即退。次日又将前服原方再服，服至十余日，又复感冒三阳经表症，又再仍以前发汗方服仍愈。前后连补药二十余剂，症已大全。其父恐未除根，再以原方合乌鸡丸一料，蜜丸梧子大，每日早晚空心以白汤各送下五钱，服完不再发矣。

治周子，年二十余，患吐血症，每吐饭碗许，日夜三五次不一，服药不效，经三四月矣。邀余诊之，六脉缓弱无力，口不渴苦，舌无黄苔，周身不热，大小便如常，惟饮食稍减。余告伊父曰：此正气虚弱，脾胃无权，将日生之血，不能统布周身，停蓄胸中，时而上逆，从口中吐出。法宜大用健脾胃药，使中宫得令，将日生之血布运流通，自不蓄积胸中而吐也，其症自愈。方：北条参五钱，箭芪三钱，茯神三钱，焦术三钱，当归二钱，枣仁二钱，熟地八钱，福元三枚，煨姜三片引。服一剂大效，四剂全止。又复邀诊，再告伊父曰：再以原方内加枸杞三钱、五味一钱，又服五剂大全。又取后更方十剂，蜜丸梧子大，每日早晚空心，以白汤各送下五钱，于此除根不发。

治陈姓吐血症，其人于先年二月底患吐血，余已曾治愈，于次年四月初复发，连吐数口不止，即着人邀余治之。诊其六脉浮缓，重按则空。此脾虚不能统血布散，兼以阴亏，虚火上越之故，治法宜仿前法可也。方：北条参五钱，箭芪二钱，茯神三钱，怀药三钱，当归二钱，生枣仁二钱，怀膝三钱，大熟地八钱。数剂全止。因饮食不节，兼受阳明少阳里热，于二十日大吐，周身发热，复邀余诊之。六脉转为浮大有力，舌生黄苔，口苦欲冷饮，大便结，小便赤热，余知其阳明少阳之热迫血上行，即立以推荡阳明少阳积热之方。方：沙参三钱，当归二钱，生军一钱五分，酒军一钱五分，知母二钱，条芩二钱，槟榔一钱五分，莱菔子二钱，木通一钱五分。连服四剂，积滞之热将已尽退，而血自止。又诊其脉，尚未安静，着原方再服四剂，余热惟存些需，余又再着原方服数剂，必将微存余热一概去尽后，再服药。伊自求速，服滋阴药，服下是夜四更时，复作大热不安。余诊其脉，六部洪数有力，此脉之洪数无别，是补药服之早故也。邪热得助，愈增其夺，于是又将推荡清热之方，即服二剂，热大退，四剂血亦大止。因其积热太盛，常以推荡清热滋阴诸药加减煎服，服至六十余剂，其吐血等症，由此而大愈。噫。非余之见道，非病者之深信，早作二世人矣。

　　治刘姓，六十余，其人体胖，忽患吐血症，吐血斗碗许，内有成块不散者，其子扶归，是夜又吐，又下血成块。一医以生地、荆芥穗等药服二剂，其势愈加，气上涌而不下，恳余诊之。两关脉浮而应指，重按则空，口微渴，胸前作胀，不欲饮食。此症由于平日正气受伤，血积于内不能布散，所以得此症也，非大温补正气难以全愈。余立方服之二剂渐安，六剂大效。方：北条参（生用）八钱，箭芪（米炒）四钱，茯神四钱，怀药四钱，法半二钱，安桂一钱，白蔻四大粒，砂仁一钱五分，焦术四钱，槟榔尖三分，广皮三分，福元四枚，煨姜三片引。服六剂，于原方加大熟地一两、枸杞三钱。服四剂，胸腹渐安，饮食渐进，去白蔻、砂仁、安桂、槟榔尖、广皮。将原方连服十余剂，大愈。又以原方十剂，加老母鸡炖烂，取肉焙干，蜜丸梧子大，每日早晚空心，以福元汤各送下八钱，以收全功。

　　治阳妇，三十余，忽患吐血症，周身作热，一医以为虚症，用北条参、箭芪、焦术、鹿茸等服之，其势愈盛。余诊之，两寸脉浮数，重按有力，两关尺沉实有力，舌有黄苔，口作渴，大小便赤热，时而潮热。此系阳明里热积滞胃间，迫血妄行，非虚症也，即以推荡清热之方服之。余立方：沙参（生用）五钱，当归二钱，怀膝三钱，生军一钱，酒军一钱五分，槟榔一钱五分，莱菔子一钱五分，知母二钱，条芩二钱，前仁二钱，灯心草十节引。服至十余剂，身热大退，舌苔亦退，于方内加熟地六钱，二十余剂大愈。忌油荤厚味，月余不再发。若不知其里热，概以大补，岂不误人。

治万媳，年二十余，患下血，数年不愈，腹作膨胀气痛，诊其六脉浮缓无力。此脾虚不能运化，气不能统布其血散行周身，以致下行。法宜大健脾胃，使脾胃有权而运化，其血布散于周身而不下也。方：北条参四钱，箭芪三钱，焦术三钱，茯苓四钱，炒枣仁二钱，当归二钱，福元四枚，煨姜三片引。十余剂全愈。

治田兄，年四十余，乡试回家，时作下血，日十余次。余诊之，脉系缓弱无力。余告曰：此乃场中用心太过，伤其正气，不能布散之故，非热也。即立方调补正气，连进六剂而愈。方：北条参四钱，箭芪（米炒）二钱，茯苓四钱，焦术三钱，白蔻四粒，砂仁一钱五分，故纸三钱，益智仁三钱，炙甘草二分，煨姜三片。十剂愈。

治杨妇，年七十余，忽患吐血病，日夜吐十余次，共汤碗许。余诊六脉洪数有力，舌有黄苔，乃阳明里热迫血妄行，用推荡清热方，一剂大下二十余次，连服三剂，血止。随服滋阴方十剂，大愈。大熟地六钱，茯神三钱，怀药三钱，怀膝三钱，石斛三钱，加皮三钱，白芍三钱，泽泻半钱，五味一钱，灯心草七节引。

气痛医案

治姜妇，年三十余，患阳明积热，滞气不化，痛而欲绝，万方不效。一李医误认为寒，以附子理中汤加减，幸其夫自明医理，此等症再服热药必不能救，是以自与推荡之药一剂，大下二三次即减，次日邀余诊之。两寸关脉微浮兼数，两尺重按有力，舌有黄苔，口苦作渴，午中热势稍加，头昏，左胁下一硬块作痛不散。余告曰：此积热凝滞未散之故。即开推荡去滞之方，渐服渐退，半月后全八九。方：沙参三钱，当归二钱，生军一钱五分，酒军二钱，厚朴一钱，槟榔一钱，莱菔子二钱，知母二钱，条芩二钱五分，木通一钱五分，灯心草七节引。服二十余剂，忌厚味二十余日，诸症大退，硬块亦散。惟硬块处，痛未尽除，又时走移别处，再以原方六剂，数日全愈。

治余女，年十九岁，出嫁半年患气痛症，诸医用郁金等破气降气等药治之，其痛已平，但人见衰弱不食。又接一医，以杏仁、柴胡、贝母等治之，气喘而不宁，四肢作战，恳余诊之。六脉沉弱而迟，面色㿠白，唇口俱白。此因气痛时，过服破气耗气药伤其正气，今又误服贝母、杏仁、柴胡大散其气，乃有真阳将脱之象，若不急用回阳温补之剂，稍待汗出，阳散不能救矣。方：北条参四钱，焦术四钱，茯苓三钱，箭芪三钱，白蔻一钱五分，砂仁一钱五分，附子二钱，干姜一钱五分，炙草二分，煨姜三片引。服一剂，喘平而安。即于原方内加法半一钱五分、荜茇一钱五分，连服六剂而愈。因其父不谨调理，买田鸡四只与食，其症复作，又着以前方服二剂，吐出痰中带血。伊父来问：不知何以见吐红？余告曰：胃气有权，寒滞去矣，再原方服五剂诸症俱愈。噫。此女之命死而复生矣。

治船夫，年三十余，患胸腹气胀痛，兼腰背作胀，医治不效，访余诊。六脉浮缓而空，口不渴，舌有黄苔。此系食后贪睡，脾胃受伤，食填太阴不化，阻滞脾胃不通，所以有此气胀之病。法宜温补脾胃兼化气去滞，一举三得。方：北条参五钱，箭芪三钱，焦术三钱，茯苓三钱，白蔻一钱五分，砂仁一钱五分，槟榔尖五分，厚朴五分，莱菔子五分，苍术一钱五分，煨姜三片，米酒少许引。一剂症减，五剂全愈。

治一妇，年四十余，患胃气时痛时止，兼遇天寒必发吼喘，求余方。余以：北条参四钱，焦术三钱，安桂一钱，附子一钱五分，干姜一钱五分，法半二钱，白蔻一钱五分，煨姜三片引。三剂全愈。

治一妇，年四十余，素禀阳旺，常因热滞而作气痛。用：沙参三钱，酒军二钱，当归二钱，槟榔一钱，厚朴一钱，莱菔子一钱，怀膝三钱，木通一钱五分，灯心草引。稍稍加米酒入药内，和服三剂即愈。一日饮酒数杯，其痛大作，服前方加芒硝二钱，大便不通，其痛不减。余思之，酒虽味辛，而本则寒，是以更用安桂一钱余、枳壳一钱、怀膝三钱、当归二钱，以水煎服，服下即通，而病自减。

治卿姓，年三十余，腹间素有气痛病，二三年来累治未愈，忽又大发急痛，经半月余，请数医调治不效，五日未曾饮食，刻不能安，呻吟不止，大便不利。邀余诊之，六脉洪数有力，重按不弱，舌有黄苔，口作渴苦，胸腹间有气胞数块，大小不一，不时发热，头亦难举。此系先因气痛，服温补热药，又兼阳明受时令积热之症，所以有此急势。余即立以推荡去热之方：沙参（生用）四钱，当归二钱，怀膝三钱，酒军一钱，生军一钱，槟榔一钱五分，莱菔子二钱，知母二钱，条芩二钱，前仁二钱，橘核（盐酒炒）二钱，灯心草十节，米酒少许引。服三剂渐退，大便渐通，稍进饮食，十余剂大退，饮食加进，可以行动，服至二十余剂，内热已尽。即易调养气血方：北条参（生用）三钱，大熟地八钱，怀膝三钱，茯神三钱，白蒺藜（去刺）六钱，五加皮三钱，枸杞三钱，泽泻一钱五分，五味一钱，槟榔尖四分，陈皮四分，煨姜三片引。随服随愈，服至百余剂全愈。

遗精医案

治胡子，年二十余，得遗精症。或三五日一次不定，至十日剃头后其夜必遗，年余，恳余诊之。两寸脉浮弱，两尺浮大兼空。此系气血两虚症也。宜滋阴健气可以治全。方：北条参四钱，熟地一两，茯苓三钱，怀药三钱，寸冬二钱，生枣仁二钱，五味一钱，泽泻一钱，灯心草五节，煨姜三片引。连服六剂效，十剂愈。以原方十五剂，蜜丸梧子大，每日早晚以淡盐汤送下五钱，不再发。

治姜子，江西人，年十六，患遗精症。每间一二日或三日其夜必遗，治二年不效，随兄来楚就医。余诊之，六脉浮数兼劲，重按稍空，惟目不时发热，手足心不时亦觉其见热。此乃阴亏水不能制火，火动则泄矣。治宜大滋其阴，使真阴足而制火，火藏则不泄，其症自全矣。方：大熟地一两，茯神三钱，怀药三钱，丹皮一钱半，麦冬（去心）二钱，龟胶二两，泽泻一钱，北条参四钱，五味一钱。渐服渐效，服至二十余剂，小腹中不时觉微痛。余曰：此微寒凝滞，即着以吴萸子五分，开水泡去苦水，以酒熬服一酒杯许，日服二次痛止。再以原方二十剂，蜜丸梧子大，每日早晚空心以淡盐汤各送下五钱，从此不发。

治罗姓，年二十余，积热浸入精窍，不时自遗，夜间忽而作烦躁经数月，数医治之，均以虚立论，非六味地黄汤，即知柏地黄汤，服之毫未见效，邀余诊之。六脉沉实有力，舌有黄苔，口苦时而作渴，大便艰难，小便赤浊，时而作烦躁，恶热。此系阳明积热不散，久久浸入精窍之故。余即以推荡清热，去其阳明积热，而精窍之热则无矣。方：沙参三钱，当归二钱，酒军一钱，生军一钱，厚朴一钱，槟榔一钱，知母二钱五分，条芩二钱五分，木通一钱五分，怀膝二钱，灯心草七节引。服至十剂，诸症大减，十五剂而热尽。又更滋阴方：大熟地五钱，茯神三钱，怀药三钱，丹皮一钱五分，加皮三钱，怀膝三钱，泽泻一钱五分，五味二十粒，灯心草引。服至十剂大效。后以此方十五剂，加龟胶三两，蜜丸梧子大，每日早晚空心以白汤各吞下四钱。

治张姓，年三十余，患遗精不止，六脉洪大有力。亦以：大黄三钱，沙参三钱，怀膝三钱，当归二钱，槟榔一钱，木通二钱，知母二钱，灯心引。服之亦验。

治熊姓，年二十余，小便不利，小腹右肋下俱胀痛，时下利，但下利时，小便滴数点痛如刀割，经月余。诸医以利小便之方服，不效。一医以附子理中汤加芫花服下，是夜大便下六七十次，几死矣，小便仍不通。次日余诊之，六脉缓弱无力，舌淡白无黄苔，口不渴。此乃中气无权不能运化，余立方，服头次，至半夜时小便大通，惟大便作泄色白，日夜十余次，小腹急痛不止，余更方连服四剂愈。前方：北条参（炒）五钱，焦术三钱，白蔻一钱五分，砂仁一钱五分，故纸（酒炒）三钱，益智仁（酒炒）三钱，小茴（酒炒）二钱，煨姜三片引。更方减去小茴，加甜桂一钱五分、法半二钱，五剂大全。

不治症医案

治董姓，年四十余，患咳嗽数月，治之不效，访余诊之。余往家诊，六脉缓弱无力，观其精神短少，不能多食，时吐浓痰数口，口不渴，周身亦不潮热，大小便如常。告伊父曰：令郎之症，乃正气衰弱，脾胃无权之故，每饮食入胃，成痰不成津液也。此症非大温补脾土，使脾胃得权，以化痰为津液，其痰不止，而咳嗽亦不息矣。方：北条参（米炒）四钱，焦术三钱，怀药三钱，茯神三钱，白蔻一钱五分，砂仁一钱五分，附片一钱五分，法半二钱，炙草二分，煨姜三片，红枣三枚引。服二剂其症渐安。无如伊幼年自己学医，恐温补太过，服数剂即见效，以自为主，延至月余，病势大作，再求复诊，六脉变为浮数，痰愈甚其前，大肉脱矣，此绝症也。果间数日而逝矣。

治王姓，年六十余，患咳嗽半年余，常吐痰作咳，诸医均以贝母、桑皮、杏仁等法治之，时减时作。邀余治之，诊其六脉浮数，按之则空，面色青淡晃白，于午中稍发红色一团现于脸胞中，此真阳发露也。诊备即告伊弟曰：令兄症本阴亏虚火上炎，冲动肺经而咳也，诸医不识，概以化痰破气之药伤其正气，刻下真阴亏极，真阳无留恋，故发露于外，脾气无权，故痰不能化，忝在同乡，姑立方服之，果有大效，再为效劳，否则虽有卢、扁莫能疗矣。于是即服三剂，咳虽减，每夜仍吐痰不减。余告曰：脾将败矣，无用治之，后半月作古矣。庸医之杀人也。余立方：大熟地一两，茯神三钱，怀药三钱，丹皮一钱，怀膝三钱，阿胶二两，麦冬（去心）二钱，萸肉二钱，五味一钱，生姜三片引。

治王姓，年三十余岁，初患感冒风寒作咳，发热恶寒，诸医不识三阳经表症，误以川贝、杏仁、知母、天冬、麦冬等清金止咳，将外邪不能发散，反引入内无路可透出，兼大寒破气之药伤其正气，正气一伤而邪气愈胜，遂成潮热内伤之症。邀余治之，六脉浮弦而数兼劲，头时作痛，恶寒发热，身多汗，时加作咳，大肉将脱之象。余告伊母曰：此死于前医误治，难以挽回，姑存方服之。三剂未见大效，又恳诊之。余曰：仙方不能，况其我乎？于是转请一廖医治之，九月底而逝矣。

治张姓一子，年三十余，伊父恳余诊之，余往诊。其症脉均与王症相符，告伊父曰：此症难治矣。余回，伊父苦留余，强住三日而归，后十余日死矣。

治卫姓，年二十余，于五月初吐血，余无别症，请一廖医治之，以为火症，即以清火大寒等药治之，反加作咳。因循怠玩，延至九月，其症大作，咳嗽潮热，恳余诊之。余望其形色，倘未至死。诊其六脉浮数而劲，似龙战于野之象。此症以脉论，死期将至，无庸服药，因取其形色，姑以方服之。一剂稍减，又复诊之，其症稍减，其脉如故。又着以原方，一日服二剂，其夜大反作热。余告伊父曰：此症断无生理，可以急速买舟回籍，稍迟，恐难见家中人也。延数日就舟送回，行至金口，于舟中作古矣。惨哉。医之杀人也。

治许姓，三十余岁，五月患咳嗽症，未曾潮热，待至十月间，其势更甚，加作寒潮热，恳余治之。诊其六脉浮数兼劲，饮食些些，气喘急。诊备告曰：此症久矣，气血亏极，邪气得权，有兵不胜贼之势，难以为力，但大肉未脱，今冬放心。伊再再恳求：病虽难救，烦赐一方服之。自足其愿，于是开方。大熟地八钱，北条参四钱，茯神三钱，怀药三钱，怀膝三钱，真阿胶二钱，枸杞二钱，五味一钱，灯心五节，建莲五枚引。伊执方回家，遇一老医斐问伊，伊直告其故。斐医曰：你每日还可饮食些些，其医何敢断死，勿服他方。斐医与以方服之，数剂饮食全止不食，待次年二月初，逝矣。

治张姓一子，年二十余，患咳嗽发热恶寒之症，久治不效，恳治之。诊其脉浮而细数，按之即空，此真阴虚极，正气已衰，难以治。伊母再再恳求治之，余不得已开方服之。三剂大效，复诊其脉未平。余告其母曰：症效而脉不退，虽见功勿喜也，要服至十剂后，症脉两退方可为救。不料后大返如旧，余辞之不治。伊请二医治之，半月愈甚。忽一日左乳下寸许，现一红块，一医以为生痈，用托毒之药内服外敷不效。再三苦恳复诊，即死亦甘心。余不忍，即往诊之，脉见细数，按之全无，观其硬块处将穿头流清汁。余再告曰：此非痈也，因虚火上浮聚于肺经不散，今于此透出矣，故曰瘰疽者此也，其疮穿时必无脓血，不过流清白浊汁而已。果于三日，穿头流清汁无脓血，数日流尽而死。余方：大熟地八钱，北条参三钱，茯神三钱，怀药三钱，怀膝三钱，当归一钱，生枣仁二钱，五味一钱，建莲五枚引。余曰：此症初咳，偶作二三声时恶寒，非他故也，实此疮将结之始，所以现此情状，后减其咳者，其疮已成，火气敛结不散，不能冲动其肺管，所以不咳也，大抵肺之所以成。[①]

补遗吼咳　治曹二兄，年六十余，正月半乘夜过江，感冒风寒作咳，自不介意，未忌生冷油荤，其咳大作，夜不能睡，请数医均以贝母、麦冬清热化痰，愈治愈深，饮食需些，气上喘不下降，神气渐衰。邀余诊之，六脉微浮大，稍稍兼数，重按即空，舌无黄苔，口不渴苦，大小便如常，畏风。此太阳经感冒风寒之邪，闭固毛孔不开，气归于肺管而出，兼以阴亏虚火上浮，脾土又弱，不能制水，以致如此。方：北条参四钱，箭芪二钱，焦术三钱，温补其气；熟地六钱，枸杞三钱，滋阴降火；麻黄四分，紫苏六分，薄荷二分，以散风邪；煨姜三片引。服二剂，其夜即睡，咳亦大减。次日又诊，六脉稍平未尽，连服四剂咳减六分，即减去麻黄、紫苏、薄荷，余思阴亏之人，

---

① 成：此处疑似遗失。

多服焦术恐其作渴，又即去焦术，加五味子二十粒。服至十剂，行动出外，十五剂大安。凡治此病非用一举三得之法治之，久必受托累，终遭其害。

补遗下血 治伍师母，年五十余，素有吐血病，时而发热恶寒，日数次，三伏天亦然。初诊时六脉浮数，兼弦，此真阴亏也，重按而弱，正气衰也。余常以滋阴健脾之药调治，诸症已愈，忽于二十五年八月初，于署内前阴下血成块，连下数次不止。又诊其脉转为沉弱，此正阳衰弱不能运布，故其血成块自下。余立大健脾胃，使正气有权，余血自去而新血生，服下即效。方：北条参（生用）六钱，箭芪（米炒）三钱，焦术三钱，茯神四钱，当归（炒）二钱，炒枣仁三钱，炙草一分，煨姜三片，福元四枚引。三剂血止不下，因其平日阴亏，于方内加熟地八钱，又服六剂大全。

右①肚角痛，恶寒，饮食不知味，大便难，小便赤痛。余告曰：此因平日好饮烧酒，食牛肉，内热积大肠间，将成疮矣。急急下之，以去其积滞之毒，可以有救，若因循时日，热毒成疮，不能挽回。余即以方服之，大下一二次，其势稍减。又复诊，余见诸症未退，着以原方连服十余剂，再更方。伊服至四剂，畏下，即另请一梁姓速治之。医不识病之由，反云余太过用下矣，梁以焦术等温药，服一剂更甚。其子又着人恳余诊之。余曰：脉变为纯阳之象矣，不能救。即立以不可救之医案存下。果于三月初，肚角痛处穿一孔而长梦矣。噫。遇而不遇，大数尽矣。

治周子，年二十岁，于三月，患发热恶寒之症，本境一医，

---

① 右：原书此处前疑似遗失。

以温补治之，五六月间，口唇几开裂矣，或药不药。待至九月，发热不退，日夜出汗，大肉将脱，邀余往诊。六脉细数有力，舌苔黄，大便或难或易，小便赤。此症乃感冒风寒，稍兼里热，未得发下，误服温补药愈助其邪，兼以地骨皮、银柴胡引邪入骨。余告其叔曰：此症本危，惟精神稍未至于大败，姑以方服之。服下稍见效，或减或如旧不定，余住三日告辞。随寄函覆候言：令侄之症，神仙不能。于冬月初五逝矣。

治林姓，年将六十，患腹胀足肿之症，请医均以大黄、丑牛破气降气之药，服月余不效，恳余治之。诊其六脉实大刚劲，重按不弱，此邪气当权，正气衰败之象。余告其病者曰：此症本阴虚而起，医误下之，伤其正气，故脉见亢龙有悔之象，难以挽回，忝在知己，姑以方服之，服数剂有效，可望其侥幸全愈，不效，即仙方神手不能也。果数剂未见效，随更数医，寒热杂投，延二十余日而逝矣。

治庄姓，年三十余，患热滞下痢，不节饮食，医又以寒热杂投，延至月余，其症沉重，邀余治之。余诊其六脉，两寸关洪稍数，重按微退，两尺按至沉分不退，舌有黄苔，小便短，大便下泄不止，腹中作痛，口亦欲饮冷。余告之，此症起于阳明少阳积热而泄，又兼未节饮食，积热与厚味胶滞，其痢愈甚，医不识其下痢之由，加以寒热之药杂进，热滞更加胶滞。余忝在相好，以方服之，伊自畏其下，服一剂，不肯再服，余次日作辞而返。伊又另请家医，以洋参、焦术、白蔻等温补之药，二三剂，胸间如火烙，自欲投水中之状，于十七日作古人矣。嗟乎。愚夫而遇庸医，故如是耳，岂其命也哉。

治许姓，年二十余，先患阳明积热之症，医不知其症，以为骨蒸之热，用银柴胡、地骨皮等药治之，引邪热透入体内不散，成痨热矣，经二月余。一日恳余治之，诊其六脉细数兼刚劲之象，全无柔顺之势，乃正气大败，纯是邪热当权，大肉已脱，惟舌上黄苔未退，欲饮不食，其热至夜更甚。余告其夫曰：此症全是一团邪热为主，难以挽回。其夫再三恳余，姑开一方，了其情而已。方：沙参三钱，熟地五钱，当归一钱五分，槟榔一钱，莱菔子二钱，丹皮一钱五分，灯心引。服三剂后，其热或退或作。其夫复恳诊视，余辞绝不诊。其夫另请周医，以白虎汤一剂服下，其热顿解，夫喜甚，反云余不识症，而不知一线微阳积存，兹得肃杀之气，不能相抵，故大热即退，顷刻药力一退，反加大作。又复邀周医诊之，仍以前方再服，服下后，其热长退而为古人矣。噫。以庸医而欺庸夫，庸医何其庸，愚夫何其愚。余存此案，以戒庸医愚夫，待高明赏之。

卷之五

论眼科

尝思天有日月，照临万方，光上下分阴阳。人之有目，视万物，别善恶，察秋毫。盖天之日月，乃天地精明之气化凝结，而目之精光，本人周身气血而聚成，非别物也。所以聪明之人，黑白分明；下愚之人，黑白相混；正直之辈，眸子端正；奸恶之辈，眸子不正，一定理也。诸眼科书中，皆亦论五轮八角，又论独归乎肾，主乎肝，此皆非也。况目之成，关乎气血，有四层焉。第一层，由内薄柔脂一层，又离柔一层，聚黑汁水一层，外护黑汁水一层，各层皆分开空悬，并非粘连。所以如日之空曜，有云雾遮则暗，无云雾遮则明。人之五脏六腑有病，则清轻之气混杂而目病生，五脏六腑无病，则目受清轻之气而光明。知此者，即目虽有病，不必治目之病，而治病目之病，自可见效。不知此者，不治病目之病，而专治目之病，故鲜有愈。同志者，量其可否，愿明公政之。

论目内外障男妇相同

盖内障者，原人阴亏火旺，虚火上冲，熏蒸脑脂，下乘于黑汁水窍中内层，所以不能遮其黑珠，惟掩其当中一点神光。外障者，乃受风寒湿热之气而成，由黑汁水外层而下，所以掩其黑珠。凡内障初起时，目中常见飞花，满目恍恍不定，务宜急速大服滋阴之药，绝欲清心，节饮食，使水升火降，可以保其全。噫。亦甚难矣。不然，待至成障，服药无益，惟访拨金针高手拨之，或可复明。凡外障初起者，若能辨其起障之由，急速服药，可以散去。倘成障已久，访受传妙手，割去浮障，或用好眼药点化其障亦可。大抵治目病者，先问有光无光，有光则治，无光断然不治也。

四时感冒风寒之邪病目

一男女大小，因四时感受风寒之邪患眼者，其脉必浮数，或浮紧，或两侧少阳穴痛，或鼻塞不通，或流清涕兼下泪不止，目痛稍作痒，舌无黄苔，口不作渴苦，大便不燥结，小便不赤热。虽然有翳障，只用疏散风寒之邪，热气得其发泄，自可全愈。方：沙参三钱，当归钱半，柴胡二钱，干葛二钱，羌活二钱，紫苏一钱，苏荷叶三分，桔梗一钱，生姜三片引。倘兼见脉实有力，舌有黄苔，口作渴苦，大便结，小便赤热者，即加大黄（生熟量用）、槟榔一钱、莱菔子钱半、知母二钱、黄芩二钱、怀膝三钱、木通二钱，灯心十节引。忌油荤。外点眼药。

四时阳明积热病目

一男女大小四时，因阳明积热患眼者，脉必实大有力，浮洪有力，或数而有力，舌必有黄苔，口作渴苦，大便燥结，或不燥结，小便必赤热，或时烦躁，畏目羞明，眼内胶滞糊粘，多生眼粪，或生星翳肿赤作痛。宜用推荡清热之方，去其积热自愈。方：沙参三钱，当归钱半，大黄（生熟）量用，槟榔一钱，莱菔子钱半，怀膝三钱，知母二钱，条芩二钱，连翘二钱，虫退一钱，木通钱半，灯心十节引。眼红赤加生地三钱，有外感兼见者，即仿前感冒方，看症加用，自可得法。服药时，忌油荤热物。若见三阳表症者，即加三阳表药于内。

四时阴亏虚火浮泛病目

一男女大小四时，阴亏虚火浮泛患目者，或有翳无翳，脉必浮数，重按则空，或浮大，重按而空，舌色淡红无黄苔，口不作渴苦，大便不热燥，小便不赤短，或赤肿，或干枯，或痛痒，或流泪羞明。服过表药、凉药不效者，宜大滋真阴，使水能制火，水升而火自降矣。方：大熟地六钱，茯神三钱，怀药三钱，怀膝三钱，丹皮钱半，秦皮三钱，鲜石斛二钱，泽泻钱半，加皮三钱，白蒺藜四钱，五味一钱，煨姜三片引，加灯心十节亦可。若服此方三五剂，其症不加不减者，即加甜安桂（去皮取心，切片）钱半入药内，同熬服，即引火归原。忌厚味。痒甚者，加真龟胶二钱，嫩桑枝每节一寸，或七节十节；鼻流清者，加干葛钱半；两侧痛加柴胡钱半；舌有黄苔加大黄钱半、莱菔子二钱。

四时病后小儿痘后病目无光

一男女大小四时，或久痢久疟，及大病后，气血大伤，目少光不明，不赤亦不肿痛，惟视物不清白者，其脉必缓弱无力，或迟细而空，宜大补气血，以生其光，专补气者亦有之。方：北条参五钱（有力者，用辽参），箭芪三钱，当归二钱，茯神三钱，大熟地八钱，枸杞二钱，怀药三钱，厚杜仲三钱，煨姜三片、红枣三枚引。

男女痘风烂弦

一男女大小，因出痘时，不会禁风，而成痘风眼者，上下眼皮弦赤烂不堪，时而作痒，见风更甚，久治不愈，服此方，兼点眼药，可以全愈。方：大熟地八钱，茯神三钱，怀药三钱，加皮三钱，白蒺藜五钱，丹皮二钱，石斛二钱，泽泻钱半，虫退七个，五味一钱，嫩桑枝七节，灯心十节引。服药忌一切发物辛辣，以愈为止，眼药日点三次，勿间断。切不可用蛇退、猪蹄壳、人指甲等大毒之方以误人。

眼科医案

治伍姓，年四十余，患目疾半年，诸医见其体实，以知、柏、大黄为剂常服，伤其脾胃，中宫无权运化，故大便不畅，有时结如羊粪者，解之艰难，甚至用揣耳揣出，再加用力，前阴之精皆鼓出。余治之，诊其六脉洪大有力，重按则空，盖大便艰难者，寒苦药伤其正气也。立方：大熟地一两，茯神三钱，箭芪三钱，焦术三钱，附片二钱，安桂钱半，鹿胶三钱，怀膝三钱，当归二钱，五味一钱，煨姜引。一剂，大便利，目亦渐明。原方三十剂，加燕窝三两，蜜丸梧桐子大，每日早晚空心服，服完全愈。

治方姓，年四十余，左眼红赤，时发时止，治之不愈。余诊其六脉浮弱无力，外有余而内不足，大眼角生红翳一块，不痛不痒，惟黑珠中不甚明。此本虚火上浮，不能下降收藏，宜滋阴兼生真阳，水火既济，红膜退而瞳神即清明矣。方：大熟地一两，茯神三钱，怀药三钱，丹皮一钱，怀膝三钱，附子二钱，安桂钱半，枸杞二钱，泽泻一钱，萸肉二钱，五味一钱，灯心七节，煨姜三片引。三剂红膜退，瞳神渐明。原方三十剂加燕窝三两，蜜丸梧子大，每日早晚空心服，各送下六钱，全愈。

治危姓，年五十余，患眼红肿，右眼角作痛，头亦痛。诸医均以知母、菊花、黄芩等药服之，珠外生障膜，传于左眼，亦肿胀不开，红翳遮睛。余诊之，诊其六脉细弱无力，气虚火浮，风寒闭固不散，加误服寒药，伤其正气，故脉势如此。余以：北条参五钱，箭芪三钱，茯神三钱，焦术三钱，当归二钱，炒枣仁二钱，煨姜三片引。阳八味加故纸、怀膝、枸杞作丸，梧子大，每日以此汤送六钱，渐服渐愈。

治一妇，二十余，患眼弦赤烂，发时现红点作痒。此真阴大亏，虚火上浮，兼感风邪交加，其病即发。治宜滋真阴兼散风热。方：大熟地一两，茯神三钱，怀药三钱，丹皮钱半，加皮钱半，柴胡二钱，防风钱半，荆芥钱半，泽泻钱半，桑枝七节，灯心七节引。

治梁子，十三岁，患左眼小角中鼓出红翳一块，渐浸黑珠。诊其六脉浮数有力，大便燥结，小便赤热，舌有黄苔，口苦，耳时作痒。此虚火上浮兼阳明热滞，余用推荡清热滋阴治之。方：大熟地五钱，生军二钱，枳壳钱半，槟榔一钱，知母二钱，条芩二钱，丹皮钱半，怀膝三钱，柴胡二钱，桔梗二钱，虫退十个，灯心七节引。服一剂下，以酒军易去生军，二剂大退，再去酒军，又加五加皮二钱，服数剂退尽。原方十剂，蜜丸梧子大，服完愈矣。

治田姓，年三十余，患目肿痛，阴亏虚火上浮。一毛医误认为实热，用黄连等药，服之愈甚，邀余诊之。诊其六脉浮数，重按无力，此乃阴亏症也，非滋阴以息其浮泛之火，不能见效。方：大熟地一两，茯神三钱，怀药三钱，丹皮钱半，怀膝三钱，龟胶三钱，五加皮三钱，泽泻二钱，柴胡二钱，煨姜三片，灯心七引。一剂减，三四剂愈。外点眼药。

治余姓，年三十余，患目肿痛月余。一杨医以推荡方下之，更甚。恳余治之，诊其六脉缓弱无力，此阴亏火浮，真阳不能归原。方：熟地八钱，茯神三钱，怀膝三钱，附片二钱，安桂钱半，枸杞二钱，泽泻一钱，萸肉钱半，五味一钱，灯心五节，煨姜三片引。四剂愈。倘以杨医治之，岂不误人？

治陈姓，年二十余，患目肿赤痛，恳余治之。诊其六脉缓弱无力，大小便如常，舌无黄苔，此虚火上攻，以致如此。余以前方一剂退，五剂效。此方十剂，蜜丸梧子大，早晚空心服，服完全愈。

治吴姓，年三十余，两目时发红赤，肿痛难开，经数年矣，邀余治之。诊其六脉浮数稍洪，本阴亏虚火无水制之，余以滋阴大剂，渐服渐效，月余全好。方：大熟地一两，茯神三钱，怀药三钱，怀膝三钱，丹皮一钱，泽泻一钱，加皮二钱，五味一钱，石斛二钱，灯心七节引。

治王子，生月余，患目赤，抱余视之，乃伊母受胎后，不节饮食，多啖热物，移热物于子。立方小剂煎汤灌服，三剂愈。方：熟地五钱，酒军三分，荆芥三分，桔梗三分，泽泻三分，灯心五节引。乳妇忌厚味十余日。

治杨子，十六岁，出痘后未禁风，痘收后，两眼弦痒赤湿烂，十余年未愈，恳余治之。诊其六脉微浮数，重按则空。此本阴亏兼风邪入于皮肤，余以滋阴清热方，服四十剂，外点眼药，七日见效，月余全好。方：大熟地八钱，茯神三钱，怀膝三钱，怀药三钱，加皮三钱，石斛二钱，白蒺藜（去刺）五钱，丹皮二钱，泽泻钱半，嫩桑枝七节引。忌发物半年矣，全愈。

治王姓，年五十余，患目肿痛，数医皆认有热，概用凉药服之，待三月，赤肿等症虽退，目中无有大光，视物不明，求余治之。诊其六脉缓弱无力，此系过服凉药，伤其阳气，阳光不能上升，余以大补气血之方，渐服渐效，服至二十余剂大全。方：北条参（生用）六钱，北箭芪（生用）三钱，大熟地八钱，当归三钱，焦术三钱，茯神四钱，炒枣仁三钱，杜仲三钱，甜安桂一钱，制附片二钱，炙升麻（酒炒）四分，煨姜三片，福元四枚引。

治钟妇，年六十余，患目痛头昏，余治之。初诊其脉虽见有力，二至即一歇，余思此症，乃阴亏虚火上浮，兼素禀阳体，法宜滋阴方中加推荡清热之药多服，待内热大退，可以更滋阴方。但此脉二至一息，均属和平之象，非推其和平之理，断不取其为寿脉也。时两足转筋，是热气太过，漫流于下，阻滞经络，惟服滋阴推荡清热药可愈。滋阴推荡方：大熟地八钱，怀膝三钱，丹皮钱半，五加皮三钱，槟榔一钱，泽泻钱半，酒军一钱，莱菔子二钱，知母二钱，桔梗二钱，条芩二钱，嫩桑枝七节，灯心七节引。

论外科

夫疮者，诸痈疽肿毒之总名，本人周身气血凝聚而成，或食马牛羊炙煿烧酒，并淫欲之毒，发于外者，不必分其部位，总要审其表里虚实，则有辨也。业医者，甚毋忽诸。

论四时外感诸疮

凡因感受风寒之邪，伤其气血，闭阻经络关节不舒，凝滞而生诸疮者，初起时不甚痛，痛处亦不大变色，渐渐加痛，渐渐红肿，舌无黄苔，口不渴苦，大小便如常，饮食知味，身不发寒热，心不作烦躁，脉必缓弱无力，或沉细无力，或迟大而空，或稍浮，按之全无，此皆气血大虚之故。治宜外用敷药，内服大补气血药，助其化毒，自然溃脓穿头而愈，所谓瓜熟蒂落也。北条参四钱，大熟地八钱，箭芪三钱，当归二钱，茯苓三钱，枸杞二钱，枣仁二钱，杜仲三钱，安桂（去皮切片）六分，福元四枚，煨姜三片，米酒少许引。欲速穿头，加皂刺七枚、穿山甲二钱；在腰以下者，加怀膝三钱，穿后不用，仍将原方服数剂自愈；恐真阳太弱难溃者，加鹿茸三钱，神效。药之轻重，量用。

论四时里热生疮

凡因脏腑热毒过盛而生诸疮，无论头面周身手足筋节脉道，初起顶似粟米状，根盘如碗大，其痒异常，或麻木不仁，周身作热恶寒，或顶尖晃白，此疔疮也。脉必实大有力，洪大有力，或沉细有力，舌必有黄苔，口作渴苦，大便或燥结，小便赤浊。即用蝉酥丸一粒，以生葱白衣包裹，米酒吞下。重者，日二次，切不可多服。又以此丸磨好，烧酒敷疮顶，待疮消去，即随服清热之方自愈。方：大生地四钱，生沙参三钱，怀膝三钱，槟榔钱半，知母二钱，条芩二钱，白芍三钱，连翘二钱，前仁二钱，灯心十节引。忌马牛羊肉酒。二月，庶几不发，倘初生时，即口渴不止，心慌不安，大小便不通，饮食不下者，此系热毒内攻，无论痈疽大小，皆不可治也。慎之。慎之。

论四时虚火生疮

凡因虚火生诸疮者，脉必浮数、浮洪、浮大，按之则空，或浮缓无力，或沉弱无力，或迟弱无力，身不作热，舌无黄苔，口不作渴苦，甚者或兼见喉痛，或作渴饮开水，大小便如常，或稍热者亦有之，饮食知味，疮色亦不过赤肿，以手近之，不甚烙手是也。方：生党参四钱，生箭芪三钱，当归二钱，熟地八钱，茯神三钱，枸杞三钱，怀膝三钱，枣仁二钱，萸肉二钱，五味一钱，福元四枚引。未穿头者，加穿山甲钱半、皂刺五枚，米酒少许；已穿者，不加；如见脉势缓弱无力，或沉迟无力，微弱无力，是正阳衰也，加附子二钱、安桂钱半；气弱，面晄白者，加辽参三五分、鹿茸三钱更妙。

论四时实火生疮

凡因实热生诸疮者，脉必洪数有力，实大有力，或沉细有力，舌生黄苔，口作渴苦，欲饮冷，身作大热，大便难，小便赤，疮色或红或紫黑，甚者大便闭，小便燥结，疮势如火烙，手不可近。方：沙参三钱，生军钱半，酒军钱半，厚朴一钱，知母二钱，条芩二钱，连翘三钱，生地五钱，木通二钱。甚者加芒硝钱半，或加川黄连钱半；如大小便利者，去芒硝、生军、厚朴，加天花粉三钱、栀子二钱；兼阴亏者，加熟地六钱、龟胶二钱；未穿头者，加穿山甲钱半、皂刺五枚。忌一切热物。

论肺痈

夫肺者，脏腑内气出入之门户也。凡一切饮食，虽贮于胃肠，而上升之气必由肺经以出其口。故内热久久熏蒸，其气升而不降，往往聚结于肺而生疮矣。初起时，两乳下、胸间、腰间必作痛，不能仰卧，咳嗽更甚，吐痰似脓，稍有臭气，鼻孔亦时出臭气，舌无黄苔，或淡黄而润者亦有之。大小便利，或大便利而小便黄者亦有之。脉必浮数有力或浮洪有力，重按不至顶指。惟身觉恶寒是也。急宜清热解毒，滋阴生水。方：生玉竹四钱，熟地六钱，怀膝三钱，知母二钱，条芩二钱，连翘二钱，桑白皮（蜜炒）二钱，川贝母钱半，桔梗一钱，瓜蒌仁三钱，丹皮钱半，前仁二钱，麦冬二钱，阿胶三钱，灯心十节引。如平日阴亏者，重用熟地一两，再加真龟胶三钱，每日多食瓜蒌仁，忌一切厚味，兼之清心寡欲，庶几全愈。数剂后，诸症渐减者，再服；不减者，疮已成脓腐化，必主穿头而死，即服之亦无功也。慎之。慎之。

论肠痈

夫大肠者，脏腑传送之关也。凡日用饮食，尽归结于此。热气积聚，无有再传，故生疮矣。初起时，肚脐以下，或当中，或左右，比作痛异常，手不可近，按之极痛，脉必浮数，或浮洪，稍见有力，或细数有力，或沉细有力，舌生黄苔，口或稍作渴苦，饮食无味，大小便见热，甚者势如火烙，或大便结，小便赤者，亦有之。外无三阳表症而恶寒者是也。治宜速下。方：生沙参三钱，生军钱半，酒军钱半，芒硝一钱，厚朴一钱，槟榔钱半，知母三钱，条芩三钱，木通二钱，连翘三钱，灯心十二节引，或加黄连钱许。服后得大下，痛减，渴亦渐止，脉亦渐退，此为有救。二三剂，其痛等情如旧者，乃绝症也，数日内必穿头，饮食下胃，直从穿孔中流出原物，数日必死，正气泄，故死也。

小儿虚实痘疹余毒

凡小儿气血弱，于出痘时，痘毒未曾发尽，痘收后，气血稍旺，复作肿势，治宜大用调补血气之药，使气血得权，其毒化脓溃，出尽自愈。若概以寒凉解毒之方服之，气血愈伤，必致坏事矣。慎之。北条参五钱，箭芪三钱，大熟地六钱，茯神三钱，怀药三钱，枸杞二钱，制附片一钱，安桂一钱，枣仁二钱，煨姜三片，福元四枚，米酒少许引。欲速穿头加皂刺五枚、穿山甲钱半；在身下者，加怀药三钱。此方凡男女大小四时，气血弱而生疮者，皆可治之。或妇人产后，乳上生疮，穿头后不作肿，惟流清汁水不止，其脉缓弱无力，或沉迟无神，或细微不应指，舌无黄苔，口不作渴苦，饮食知味，大小便如常，亦用此方服之，可治全愈，惟皂角刺、穿山甲、怀膝不可用。

小儿痘后热毒

凡小儿热积过盛，痘收甲落，余毒未尽，间有一二处，结毒溃脓穿头，浓汁时流不干，舌上有黄苔，或口流热涎成丝，大便结，或泄下溏粪，色如胶滞，臭气难闻，小便赤或浊，口渴苦，此热毒未尽，宜服去滞消热之方，毒尽自愈。生沙参三钱，当归二钱，怀膝二钱，酒军一钱，槟榔一钱，莱菔子钱半，连翘二钱，知母钱半，条芩钱半，虫退七个，前仁二钱，灯心七节引。轻重量用。

论梅毒

梅毒之生有二，由交媾而生者，邪毒内发，其毒甚；由传染而得者，邪毒发于经络，其毒轻。治此症者，先问其得病缘由，而后因病立方可也。

凡诸疮溃后，脓尽必愈者，以内无余毒也。若溃后，脓汁不干，按之有硬核，此结毒未化之故。急以白降丹，腐化硬核，化尽自愈，仍看症服药。倘按之无硬核，惟脓汁不干，只用丹药上之，外以膏药贴好，一日一次或一日二次。至于疮孔深，恐内有余骨者，亦以丹药提尽余毒，看疮孔深浅，作条插入。轻者，一日一换；重者，一日二换，切勿间断，以愈为度，仍看病虚实服药更佳。

一治诸疮，凡男女大小四时四方，只辨其毒之轻重，气血之虚实而已。如在脏腑，总以滋阴清热去毒为主，毋庸他议。在身外者，要详审其风寒暑湿，并气血旺衰，断不可以热毒概论，用大毒攻之，或用大寒大苦下之，伤其正气，多有变症，不可救药。亦不可以虚寒概论，专用温补热药，使其邪热得助，内攻愈迫，顷刻立坏矣。慎之。慎之。凡疮初起时，知味进食，居卧如常，身不发热恶寒，口不渴苦，大小便如常，心不烦躁，精神不恍惚，疮虽重，亦可治之。若初起时，饮食无味，药不能进，口作渴不止，身热如火烙，大小便闭结不通，心烦躁不安，坐卧不宁者，即神仙亦莫能为也，医其如之何哉？

外科医案

治海监查姓女，年十九岁，出阁年余，产后右乳下生乳疮，请数医，俱用清热解毒寒凉之药治之，半年无效。每日流淡汁水不止，要换火纸百余次。余前五月底，因其婿邀往诊之。余即告曰：此疮非大补气血托散，万不能效。其母以为不然，今因治之不效，于九月初再三求治。余诊其六脉细弱无力，别无情形，惟面色晄白，知系初产之后，虚火上浮而成，诸医不知气血大亏，不用调补散托，反以清热解毒，克伐正气，故致流此清汁也。

主方：辽参三分（无力者以北条参八钱代之），箭芪（米炒）三钱，焦术三钱，茯神四钱，当归（酒炒）二钱，炒枣仁二钱，甜安桂（取心切片）一钱，附片钱半，萸肉二钱，福元四枚，煨姜三片引。四剂见效。复诊，其脉稍见有神，原方再服八剂，汁止，十剂全愈。其父曰：医之至此神乎，若早信服补托方，此女不受半年之苦也。噫。亦幸矣。

治张姓，年二十余，二月半后，脑偏左生一肿毒，其顶如粟米状，脚盘如茶杯大，硬一块。初极痒渐痛，痛极头项不能顾其左右，时刻不安。一医认为热毒，误投寒凉之药二剂，忽作喉痛咽干，前腮亦肿，叫楚异常。邀余视之，外虽肿大，六脉浮数，重按无力，别无他症，知因平日气弱阴亏，虚火上浮，兼感风寒之邪阻滞经络，凝聚而成。前医不知病之虚实，误以寒凉太过，气血愈伤，邪气愈胜，所以变出喉痛等症。刻下内已成溃作脓，不宜散下，只宜大补气血，兼托毒外出，其疮自穿。主方：北条参五钱，箭芪三钱，大熟地一两，茯神三钱，怀药三钱，当归二钱，川芎钱半，怀膝三钱，生枣仁三钱，附片二钱，安桂一钱，萸肉二钱，麦冬二钱，穿山甲二钱，福元四枚。三剂，前腮肿消，喉痛渐减，疮势愈大。余曰：正气有权矣，毋庸过虑。又诊之，六脉稍平。但此后脑处药力难到，要服二十剂，方可穿头。伊兄曰：若有救，不辞多药。间二日一诊，原方服至二十余剂，其疮穿头，三四日，脓血出尽，减去山甲、皂刺①，原方加枸杞，又服二十余剂，脓汁已尽。又取十五剂，蜜丸梧子大，每日早晚空心服，以福元汤各送下六钱，半月全愈。不用生肌等药，毫无形状痕迹。

治萧子，生七月，放痘后二十余日，右乳下四分许，发一肿块，形色如故。一痘医视之，以为痰块，非痘毒也。余见其子，面色娇嫩晃白，不过外体浮满，舌无黄苔，知系先天不足，痘毒未尽之故，即用大补气血加托毒之药，渐服渐肿。间二日视之，着原方再服六剂，其疮大熟未穿，即取蚕茧壳一枚，烧灰存性，研末，甜酒冲服，其夜穿头矣。挤去脓血汁水，仍将原方减去山甲、皂刺、乳香，加怀膝二钱、萸肉钱半、五味一钱，六剂大愈。方：北条参四钱，箭芪三钱，焦术三钱，茯神三钱，熟地八钱，附子钱半，安桂一钱，当归二钱，川芎一钱，

---

① 皂刺：原主方中无。

皂刺五枚，穿山甲（炒）一钱，福元四枚，米酒少许引。

治张姓，年六十余，七月左脚下外臁生一疮，其痛异常。一医以药敷头，内服生地、川连等药，其痛愈加，不能移步，小便牵痛。余见其形势，坚硬赤色兼紫，此积滞之毒已成未溃，加以寒凉之药，又伤其气血，以至于此。余无他症，惟六脉缓弱无力，治宜大补气血，兼壮阳化气，其疮自愈。方：北条参五钱，箭芪三钱，茯神三钱，熟地一两，焦术二钱，怀膝三钱，当归二钱，附子钱半，安桂一钱，萸肉钱半，穿山甲一钱，皂刺五枚，米酒少许引。一剂疮口溃穿，即流紫黑血一二碗，痛亦减，四剂而愈。病者谢曰：感先生再造之德也。

治熊子七岁，外喉生肿毒，他医以痰隐治之不效，余诊六脉浮缓无力，形已成脓，不能外散，宜内服补托之药。方：大熟地八钱，北条参四钱，生箭芪三钱，茯神三钱，当归二钱，炒枣仁二钱，安桂一钱，萸肉钱半，穿山甲一钱，皂刺三枚，米酒引。一剂穿头，脓汁出一大碗，外以膏药贴之而愈。又雷姓一子，十八岁，亦患此症，服此方二剂，穿头而愈。

治徐子十二岁，右脚大胯外近骨间，生一肿块坚硬，大约饭碗许，隐隐作痛，外面之形色如常，以手按下方，知硬块，视其人面色晃白，诊其脉六部缓弱无力，乃知此症，是气血两亏，真阳太弱。方：大熟地一两，北条参四钱，箭芪三钱，茯神三钱，枸杞二钱，怀膝二钱，附片二钱，安桂钱半，萸肉二钱，当归二钱，福元四枚，煨姜三片引。外膏药贴之，六剂而消矣。

治陈姓，年四十余，忽患右胯吉中，近骨间作痛。一医不知是气血聚结，竟认为毒，用火罐拔之，拔后其处坚硬稍黑，内痛愈甚，流紫血汁水。余诊其六脉浮细，按之则弱，别无他症，此系气血不足兼受风寒凝滞而成。前医不知大补气血温散，反以火罐拔伤，故有此也。即用大补气血，兼生真阳以化其气。大熟地一两，北条参五钱，箭芪三钱，茯神三钱，枸杞三钱，附子二钱，安桂钱半，怀膝三钱，萸肉二钱，当归三钱，穿山甲钱半，皂刺五枚，米酒少许引。六剂痛稍减，穿一小孔流淡脓汁，即原方十剂，去山甲、皂刺，蜜丸梧子大，每日早晚空心服，以淡盐汤各送下五钱，月余，内外皆愈。忌发物厚味一月。

治詹子，年二十余，五月自府试归家，右胯吉内作痛。余诊其脉，两寸关微浮稍数，两尺重按而空，痛处有小硬核，实有气血不调，凝滞而成。治宜温补，使气血得权而自化，若以热毒为论则误矣。大熟地一两，北条参五钱，生箭芪三钱，茯神三钱，当归二钱，枸杞三钱，附片钱半，安桂钱半，怀膝三钱，萸肉二钱，米酒引。二剂减半，四剂全愈。伊父曰：幸遇足下，不然必误矣。

治王妇，年三十余，患喉痛，两旁生有双蛾。一医以黄连、黄柏大寒之药，服之甚痛。余诊其六脉浮数，按之即空，此系阴亏已极，虚火上浮，风火郁结不散。治宜滋阴为是。大熟地一两，茯神三钱，怀药三钱，丹皮钱半，怀膝三钱，麦冬二钱，萸肉二钱，五味一钱，泽泻一钱，五加皮二钱，灯心七节引。二剂效，五六剂全愈。

治顾妇，三十余，生乳疮，肿痛异常。时正三伏大热，一医以解毒清热药，服之更甚。余诊其六脉虽浮，按之则弱，此气血大亏之故。治宜调补气血兼壮真阳，其疮自穿矣。大熟地一两，箭芪三钱，北条参五钱，茯神三钱，当归二钱，炒枣仁二钱，枸杞二钱，怀膝三钱，附片二钱，安桂一钱，穿山甲钱半，皂刺七枚，福元四枚，米酒少许引。一剂穿头，二剂全愈。

治林子三岁，九月右耳下边项间起一核大如小桃，色如常，大便难，小便赤浊，舌生黄苔，邀余视之。此阳明少阳里热积滞，热气上攻，阻滞经络之故。方：沙参三钱，酒军钱半，知母钱半，条芩钱半，柴胡钱半，川贝一钱，槟榔一钱，莱菔子钱半，连翘二钱，远志五分，前仁二钱，夏枯草二钱，灯心七节引。数剂消矣。

治李姓，年四十余，右足下生臁疮，湿烂不干，久治不愈，邀余视之。乃阴虚血热兼风湿之滞而成。治宜滋阴散风热也。方：大熟地八钱，茯神三钱，当归二钱，怀膝三钱，防己三钱，白蒺藜（生用）八钱，羌活三钱，防风二钱，连翘三钱，蚕沙三钱，鳖甲三钱，菖蒲钱半，前仁二钱，嫩桑枝七节引。十余剂全愈，外以膏药贴之。

治庄姓，年三十余，头项左右、脑后三处生癣疮，每年冬月发，汁水常流，数治不效。余观其症，乃虚火兼风热聚结而成，每年冬月发者，盖冬至一阳生也，治宜滋阴散风热自愈。大生地五钱，茯神三钱，白蒺藜（生用）一两，丹皮二钱，五加皮三钱，白附子二钱，柴胡二钱，防风二钱，荆芥二钱，连翘二钱，怀膝三钱，前仁二钱，嫩桑枝十节引。外以膏药贴之，二十余剂全愈。

治袁女，年十七岁，腊月患阳明少阳积热之症，邪热上攻，头面前后并两手发疮泡，形色与痘相仿。数医俱不识由何而生，谬谓此疮，延漫入唇，必不治矣。余诊其脉浮数有力，舌生黄苔，大便难，小便短赤，喜饮冷，不时稍作烦躁。告伊父曰：此阳明少阳里热上冲之故。方：沙参三钱，当归二钱，生军钱半，槟榔钱半，莱菔子二钱，知母二钱，条芩二钱，土茯苓四钱，连翘二钱，柴胡二钱，泽泻钱半，白蒺藜（生用）五钱，嫩桑枝七节，灯心七节引。五剂而愈。忌厚味。

治钟女，年十七岁，亦因阳明少阳积热生疮，其疮更甚于袁女。余即以前方十余剂大愈。嗟乎。此二女之疮，非知其由来者，岂能治哉。

治张姓，四十余岁，十月，头顶生疽，形如李大，经月余，时而作痛，色不变。余诊其六脉，浮而稍数，重按则空，别无他症，知系气血大虚，虚火上浮，结聚不散，治宜调和气血，气血足而疮自穿矣。方：大熟地一两，北条参四钱，箭芪（生用）三钱，茯神三钱，当归二钱，枸杞三钱，怀膝三钱，安桂（取心切片）一钱，附片二钱，丹皮钱半，泽泻一钱，萸肉二钱，福元三枚引。二十剂出尽脓血而愈。

治吴老师，冬夜起夜，左脚下臁外骨被火盆磕伤，内痛外肿，其患处硬紫作溃，出脓汁不干，每日午中潮热，数月未愈，诊其六脉浮数，余无别情。知平日纯阳之体，真阴多有不足，又遭破伤作溃，其阴愈亏，治宜大滋其真阴，兼调和气血，痛减肿消而愈矣。方：大熟地一两，沙参四钱，怀药三钱，怀膝三钱，当归二钱，苡米二钱，加皮三钱，白蒺藜（生用）三钱，枸杞二钱，连翘钱半，五味二十粒，灯心七节，嫩桑枝七节引。溃处以丹药上之，膏药盖好，四十余日，大愈。忌一切发物。五年冬月，过受火炉热气积滞，右胯外作一硬块微肿。二月初来馆，其热忽大作，穿三四小孔，流汁不干。余诊其六脉稍浮有力，重按兼劲，此系里热有余之症，治宜内服滋阴清热，外以三黄散，调鸡子清，敷之自愈。方：大熟地八钱，当归二钱，丹皮二钱，怀膝三钱，前仁二钱，酒军二钱，知母钱半，槟榔钱半，连翘钱半，加皮三钱，白蒺藜（生用）五钱，嫩桑枝七节引。十余剂全愈。

治文妇，年二十，额角右边生一疮，溃未愈，又于左眼大角边生一疮，亦溃未愈。数医不效。又于两鼻孔作痒，下弦稍烂成腐，数治不效。诸医皆以为走马牙疳，不可治也。余诊其六脉，浮大兼数，余无别症。余告曰：此真阴亏极，火无水制，虚阳上冲空窍，兼受胎数月，胎气与虚火并立，故生此疮也。主方：大熟地八钱，茯神三钱，怀药三钱，丹皮钱半，麦冬三钱，怀膝三钱，泽泻一钱，连翘二钱，阿胶二钱，加皮三钱，桔梗一钱，五味一钱。外以丹药上之，一日一次，仍用膏药贴好。四十余剂，大愈。五月内，产生一女，平安无事矣。

治林妇，年二十余，上牙龈上穿三小孔，时流脓汁，头常痛，右边脸硬痛。余诊其六脉浮而有力，舌有黄苔，口作渴苦，出秽气，大便时结，此阴虚而兼阳明少阳里热，二火交加，上冲聚结成疮也。治宜滋阴推荡清热为主，十余剂头痛硬肿平。后又作脓，知其孔内有毒未尽，即以丹药作条，插入孔中，日二次。二十余日，孔内自出余骨一块，疮势大减。间十余日，两旁各出小余骨一块，其疮自愈。忽于十月初，感受时热，六脉变为洪大有力，舌生黄苔，口苦，下身作肿，牙龈出血，鼻热如火。更方：大生地四钱，沙参三钱，当归二钱，生军钱半，酒军钱半，槟榔一钱，条芩钱半，桃仁二钱，莱菔子二钱，知母二钱，厚朴一钱，灯心七节引。二十余剂愈。但此症，非医之明者不能治，非病者甘心久服必误矣。

治林妇，年二十余，右乳肿胀极痛。余诊其六脉浮数而空，别无他症，此乃阴亏火旺，外感风寒凝聚，气血不能运化也。治宜大滋真阴，兼补其气，托毒外出。北条参四钱，大熟地一两，茯神三钱，箭芪（生用）三钱，当归二钱，安桂一钱，枸杞三钱，柴胡一钱，连翘一钱，穿山甲钱许，怀膝三钱，萸肉钱半，皂刺五枚，福元三枚引。三剂穿头，减去山甲、皂刺、连翘，再服三剂，全愈。

治齐姓，年四十余，患悬痈，每日早晚肿胀，挤去脓汁即安，半年如是。余诊其六脉浮弱无力，知气血大亏也，非补气血难愈。熟地八钱，北条参四钱，箭芪（生用）三钱，茯神三钱，当归二钱，怀膝三钱，枸杞三钱，连翘二钱，萸肉二钱，福元三枚引。外以丹药上之，二十余剂，大愈。忌发物。

治梁姓，年五十余，左腮下穿一孔，孔开则流脓，封必作胀，经三载，百治不愈，恳余治之。诊其六脉浮数，重按则空，时而齿痛目热。余告曰：此乃真阴亏极，虚阳上浮，故难收口，若要全愈，非大滋真阴，使水升火降不能也。大熟地一两，茯神三钱，生玉竹三钱，怀药三钱，丹皮钱半，怀膝三钱，枸杞二钱，附子钱半，安桂一钱，泽泻钱半，萸肉钱半，五味一钱，灯心引。十剂见效，三十剂大愈。孔内每日二次以丹药作条上之，用膏药盖好。忌发物百日。

治操姓，年四十余，左脚下臁近踝骨上寸许生一水疔，初起时前医不知，故未散去，其热毒聚结不散，圈围烂开寸许，当中肉疔一粒，大如绿豆不腐，已三月余。余诊其六脉浮数而空，知系阴亏虚火入于经络，被风寒交加，凝滞不散，因而成热毒，治宜滋阴调气，兼散风热之邪。方：大熟地一两，生玉竹五钱，茯神三钱，怀药三钱，丹皮一钱，泽泻钱半，怀膝三钱，连翘二钱，加皮三钱，当归二钱，枸杞二钱，五味一钱，白蒺藜（生用）五钱，龟胶二钱，嫩桑枝七节引。十剂效，三十余剂全愈。每日以公猪蹄煮汤洗净上丹药，仍用膏药贴好。二十余日，其孔之疔渐化腐矣，由此大愈。忌一切发物。

治万妇，年三十余，大指近少商穴生一疮，已穿头坏脱半边矣，久治不愈，日夜痛苦。月余，手已痛枯，举动艰难。余诊其六脉浮数而空。告夫曰：此疮由于阴亏虚火上浮，散于空窍，被风邪阻滞而成，数医不效者，治之未得其方也。大熟地一两，北条参四钱，茯苓三钱，怀药三钱，丹皮钱半，怀膝三钱，枸杞二钱，泽泻一钱，安桂一钱，附片钱半，萸肉钱半，五味一钱，福元三枚引。十剂全愈。每日以丹药上之，用膏药盖好。忌发物，一月愈。

治陈姓，年二十余，下唇中穿一小孔，时流脓汁，时封时穿，经二载矣。余诊其六脉浮数稍空，余无别情，惟齿不时见痛，牙缝中常出血，即大滋阴，并引火归原之法治之。方：大熟地一两，茯神三钱，怀药三钱，怀膝三钱，丹皮钱半，附片钱半，五加皮三钱，安桂一钱，枸杞二钱，萸肉二钱，五味一钱，灯心七节引。渐服渐效，二十余剂大愈。每日以丹药上之，膏药盖好，一日二次。后以此方二十剂，蜜丸梧子大，早晚空心淡盐汤各送下六钱或两，服完全愈。

治伍妇，年二十余，项生瘰疬数枚，硬肿，皮色如故，亦不穿头，每夜饮茶数碗，其渴方止，经二年矣。余诊其六脉浮数而兼洪，重按则空，此乃真阴不足，虚火上浮，阻滞经络而成，治宜滋阴降火，瘰疬自散也。大熟地一两，茯神三钱，怀药三钱，丹皮一钱，玉竹（生用）五钱，怀膝三钱，麦冬（去心）二钱，泽泻钱半，五味钱半，灯心七节，煨姜三片引。三剂减，七剂渴止。即以此方十五剂，加龟胶三两，蜜丸梧子大，每日早晚空心淡盐汤各送下六钱，诸症全愈。

治田子，八岁，左夹中生一块，形如李大，作痛，皮色如故，伊父以紫金锭磨敷肿处，次日即下，至左脚大膝下作肿一块亦痛。余诊其六脉微数，知系阴亏虚火上浮凝滞，故以紫金锭敷之又下降矣。治宜大滋真阴兼清热可也。熟地六钱，茯神三钱，怀药三钱，丹皮钱半，怀膝三钱，当归二钱，泽泻钱半，五加皮三钱，白蒺藜（生用）四钱，连翘一钱，灯心七节，桑枝七节引。三剂全愈。敷药：山甲二钱，当归五钱，远志二钱，白芥子五钱，鳖甲五钱，菖蒲五钱，防风三钱，姜葱捣和，敷患处。

治庄子，年十七，头项左边起一硬核，如鸡卵大，不痛，色亦如故，不赤热。一医认为痰疬，以大毒攻治，伊不愿治，恳余治之。诊其六脉缓弱无力，知系气血两亏，虚火上浮凝聚之故，治宜大补气血也。北条参五钱，箭芪（生用）三钱，当归二钱，茯神三钱，怀药三钱，枸杞三钱，枣仁二钱，熟地两半，五味钱半，福元四枚引。二十余剂，渐服渐平。又取二十剂，加燕窝两半，蜜丸梧子大，每日早晚空心以淡盐汤各送下五钱，半年愈矣。

治潘子，年二十余，四月初，右大股中隐隐作痛，渐至大痛。忽于四月底，发热大作，口渴苦，不欲食，大便不爽。余诊其六脉洪数有力，知非痰之故，实由阳明积热也，治宜先去热滞。方：沙参四钱，当归二钱，生军钱半，槟榔钱半，莱菔子二钱，怀膝三钱，知母二钱，条芩二钱，木通二钱，灯心引。三剂，发热等症尽去，而六脉转为缓弱矣。即以大补气血之方治之。大熟地八钱，北条参四钱，箭芪（生用）四钱，茯神四钱，怀药四钱，穿山甲钱半，皂刺七枚，当归二钱，怀膝三钱，福元三枚，米酒少许引。四剂，痛处穿一孔，流尽脓血而愈。凡遇此症，若不从权治之，必误人矣。

治张子，年十七岁，右脚螺骨间溃穿一小孔，医治半年成疮，时流脓汁不干兼作痛。余观其疮势，非先腐化余骨不能愈。即将丹药上入孔中，外以膏药盖好，每日二次。二月余，腐肉余毒渐去。伊父求速效，以麝香、冰片擂细上患处，水流不止，疮势渐开如鸡卵大，半月无功，转求余治。诊其六脉浮缓无力，内服大补气血之药五十余剂，外仍上丹药，日二次。间三日，用公猪肉汤洗疮口。忌一切发物。治一年方退尽余骨而愈。方：北条参四钱，生箭芪三钱，熟地八钱，当归二钱，茯神三钱，怀药三钱，枸杞三钱，杜仲三钱，白蒺藜（生用）五钱，五味一钱，福元四枚引。大抵医之治症，非不欲速，无如症之过久，不能速也。

卷之六

药　性

辽参，性大热，味甘寒，得天地之旺气而成。阳气衰败，并大气脱者，非此不能挽回，补气中圣药。诸症有邪热、实热者禁用，误服即死。

党参，地名即以名药。性温，味甘，能健脾胃，补中气。

北条参，性与党参同，惟力不胜。

洋参，诸本草内无有，性平，味甘寒。余常用之。其功力更胜于北条参、党参也。

白术，性温，味辛，能健脾胃除寒湿。患目疾者禁用，大便燥结，小便短，阴亏火旺者不可服。

北箭芪，性温，味甘，能健脾胃，大补中气，活动气血。诸虚疮症用之，托毒出外，久疮不收口，流清淡汁水不干者，大见奇功。有邪热实热者禁用。

茯苓，性甘平，味淡，补脾胃不燥，兼能利水。六味地黄汤中用之者，取其补气不燥不寒。阴虚而兼气弱滑精者禁用。

怀药，性味与茯苓同功，惟不利水。生鲜者，和白砂糖捣敷疮毒。

熟地黄，性微寒，味甘，能滋阴生水要药。故男女大小真阴亏损并水不足者，非此不能见效。和人参黄芪服，亦可补气，脾胃有寒少用，不得已而用之，取净瓦焙干用，切勿烧灰，无力矣。脾胃真阳衰，大便作泄，胃有邪热、实热者禁用。久蒸、久晒、久露者佳，出怀庆者佳。眼科多用者，取其滋水以制火也。

生地黄，性大寒，能凉血清热。脾胃寒者，气弱者，真阳衰者禁用。

龟胶，性大寒，味淡，滋真阴要品。脾胃虚寒者勿用，真阳衰者禁用。

鹿胶，性温，味淡，能壮元阳，补命门火，调气血。火旺阴亏者勿用，有邪热、实热者禁用。

怀牛膝，性微寒，味淡，能引诸药下行，又能生水，为滋阴方中先行。稍见下气坠胎。

丹皮，性寒，味淡，能引血分之热。脾胃寒者禁用，不得已而用之，盐水炒过。

泽泻，性平，味淡，利水，能清肾中邪热、实热。脾胃弱禁用。

五味子，性温，味酸，能收敛，生津。有实热者禁用。

山萸肉，性温，味酸，能壮肾阳。肾虚腰酸痛，以米酒熬服神效。有邪实热者禁用。

当归，性微温，味辛，能活动周身经络气血，少用生血，多用升而不降，尾能破血，出秦地白色者佳。

川芎，与当归功用相同。

安桂，性大热，有毒，能驱寒湿风邪，生真阳化气，引火归原，通周身气血脉络，散寒毒凝滞。阳虚久虚不愈者，服之即效。有邪实热者禁用，误服即死。

附子，性大热，有大毒，能通十二经络，驱阴回阳，除寒湿风气，消风寒积滞，引火归原。三阴寒厥头痛如劈，并三阴寒厥作泄者重用，温中制用，寒深者生用。凡有邪实热者禁用，误服即死。

干姜，性大热，有毒，味大辛，暖胃除寒，治寒呕吐，助附子之力。有邪实热者切不可服，如服即死。

吴茱萸，性大温，味苦辛，有毒。驱厥阴寒胜于桂附，散寒气滞痛。用者，以开水泡，去苦汁，姜汁米酒炒过。目痛阴亏勿用。

川花椒，性大温，有毒。入菜羹内食，少用调和胃气，又能散三阴寒邪，直达命门，舒畅积气，杀虫，散风痒。子能通小便滞气。若人误中椒毒，气壅塞喉间难通者，服冷水即解。产清溪者佳。

胡椒，性大温，味辛，能暖胃除寒，顺气，温丹田，散三阴里寒。有邪实热者不可用。又嚼烂敷疮用。

法半夏，性燥，味辛，有毒。取法制者除痰湿，化湿痰，醒脾胃。生用研末，能敷金创，止血，定痛。中此毒者，取生姜汁饮，自解。有邪实热者禁用。阴亏病目者，误用即坏。产荆州府者佳。

南星，功用与半夏相同，惟胆南星能清热痰，兼竹沥化热痰更妙。

破故纸，性大温，能壮元阳固精。三阴寒邪作泄，肾阳衰，妇人虚寒白带，男女腰痛，俱用米酒炒用。阳旺者禁用。

益智仁，功用与故纸相同，取仁去壳用。

川大黄，性大寒，能推荡肠胃中一切热滞，故阳明积热者，非此不能除。积热甚者重用，但寒能伤气，中病量用，不可太过，过用大伤脾胃正气，下脱多难挽回，慎之。滞轻者酒炒用，滞重者生用。

芒硝，性寒，能下一切热滞，功速于大黄，所以肠胃热滞服大黄不下者，用此下之。脾胃虚寒者禁用。

川厚朴，性温，味辛，能去胃实积滞，又能燥湿。平胃散中以此为君，大破正气。脾胃虚气作胀者禁用。

槟榔，性微辛，味淡，消实积胀气，除膨胀，顺气，去食积。大破正气，脾胃虚弱者勿服。因虚气作胀者，于补方中稍加入三五分，以引消虚气下除。又能消瘴气。

苍术，性燥味辛，能除湿气，消积滞，所以平胃散中用之为臣。正气虚者勿用，阴虚火旺目病者少用、禁用。

莱菔子，性平，味淡，能除食积，消虚胀气。大伤脾胃，正气弱者禁用。消热渴，解麦面毒。

枳实，性微温，味苦辛，能除食积，宽中。力味甚猛，正气虚者勿服。大承气汤中用之以助下积先行。

枳壳，本系枳实之嫩者，功用相同，惟力缓耳。

青皮，性微温，味苦辛，能利积气之药，邪气实气、积滞者大效。正气弱，脾胃虚者禁用。

陈皮，本青皮老者，功用相仿，惟力减耳，人多用以化痰者，非也。

沉香，性燥，味苦辛，本久伏于水中之物，故阴中有阳，虽降气于厥阴，又能伤真阴，诸气滞作痛者可用。气虚痛者勿用。六味地黄汤中用之者，取其引火速下。俗云沉香生天上者，谬甚。

广木香，性微燥，味辛苦，刚而不柔，能散诸郁气、寒气。若因食积热气痛者勿用，气虚者禁用。

降香，性燥，味苦辛，能降诸气下行。气虚弱者禁用。又治破伤血出不能止者。有邪实热者勿用。

苏薄荷，性温，味辛，升也，散也。通达上窍，散风寒。

作咳并哮吼者，服之大效。油能点眼角或搽两少阳穴，清散风热。

紫苏，性温，味微辛，能散风寒，亦可伤气，多食损目、降气，正气弱者勿用。参苏散中用之散风寒。

麻黄，性大温，味辛，能散太阳经寒伤营，又能散风寒，止咳嗽、哮吼，与桂枝同用者，借桂枝引接营分之寒外出也，又散周身风寒闭固营分骨节痛者。虚汗、盗汗者禁用，虚咳、哮吼勿用。

干葛，性微温，味淡，能散阳明经表邪。眼科痘科用之者，取其升阳散表也。

桂枝，性温味辛，通达肌肤，为太阳经风伤卫要药，又能引诸药达四肢，又同麻黄发汗，引寒伤营之邪出外。世医多谓桂枝能发汗亦能收汗者，非也。盖人身肌肤因感冒风邪，毛孔不闭而汗自出，服桂枝以去其风邪而汗自收，然则桂枝能发汗而非能收汗者明矣。如虚汗、盗汗者禁用，误服必汗多亡阳也。

柴胡，性平，味淡，能散少阳经表邪。眼科痘科中用之者，取其升散发动也。

黄芩，性寒，味淡，能清少阳口苦里热，其余诸症用者，取其清热而已。胃寒者勿用。

知母，性寒，味淡，能清阳明里中实热口渴，又能清肾中邪热、实热。脾胃弱，气虚者禁用。或不得已，酒炒用。

木通，性寒，味苦，利小便实热。因气虚闭者禁用。产淮地者佳。

车前子，性平，味淡，能利小肠实热，清小肠虚热。因虚寒而滑精者禁用。

桃仁，性微寒，味苦，能破血滞，故膀胱蓄血作狂者神效。

损伤用之，取消瘀血。

杏仁，性平，味甘，能利气、降气，肺有实热作咳者用之。虚咳、寒咳者勿用，虚气上涌者勿用。

紫草，性平，味淡，能泻血中之热，损伤科用，取其消瘀血也。色赤亦能染物。

白芷，性温，味辛，能发散风寒之邪，避秽气。眼科伤科中用之，取其辛温散滞。胃热阴亏者禁用。

羌独活，性平，味淡，能散寒，除湿气，通经络，活气血。眼科用之，取其升散。伤科用之，取其活气血。

五加皮，性平，味微苦，舒经养血，益损伤，浸酒久服增寿延年。眼科用之，取其清散风热，不伤脾胃。

桔梗，性平，味甘淡，能散热开郁结气，消上焦风热之痰。

菖蒲，性温，味辛，能开窍除湿气，散疮毒。阴亏气虚者禁用，人少睡者勿服，眼多病者禁用。生者和生鳖甲研末，以香油调和，能治湿热疮。

远志，性温，味辛，能散诸疮毒肿。耗散正气，阴不足者禁用。古方云，用菖蒲作丸服能使人聪明者，大谬。

肉豆蔻，性温，味甘，能健脾胃。大肠因气虚滑者，以面包煨去油用；大便因气弱肠燥者，不去油服。有实邪热禁用。

白豆蔻，性热，味燥，醒脾胃，温中，止寒呕，消寒滞湿痰，宣畅胸膈，除虚胀。有邪实热者禁用。壳退目中寒滞翳障。

砂仁，性味功用与白蔻同，但力稍减耳。以姜汁炒，吹去衣膜用。免作气胀，胃热禁用。

红豆蔻，性热，味辛，能除胃中寒滞，止寒痢。有实热者禁用。即高良姜之子。

高良姜，性大热，味辛，其用与干姜同，惟力更胜。

生姜，性温，味辛，能发散风寒之邪，煨过用能温中，又能引火归原。皮惟凉，去皮用者，专能发散。有热禁用。

神曲，性平，味淡，能去胃中食积。和健脾胃药用，少用醒脾，多用伤气，妇人回乳作胀者，服之即消。福建者佳。

麦芽，性味功用与神曲相同，虚气作胀者勿用。

山楂，性平味淡，能消食积，化肉滞，下气。稍用醒脾胃，误服人参气上喘者，取一二两熬服即平。虚人少用。

麦冬，性寒，味甘淡，能清胃中虚热，又能治虚火上浮作咳。六味地黄汤用之，取其降虚火也。胃虚寒者禁用，不得已用，米炒黄。

天冬，性味功用与麦冬相同，惟寒性稍减。

玉竹，性微温，味甘，能健脾胃，补气，阴亏气虚者可用。脾胃寒弱者、大便泄者，禁用。但此药乃平常无毒之品，好人亦可常服。若有邪热者勿服。本草云玉竹有人参之功者，非也。

三棱，性平，味淡，能除气血实积，气旺者宜服。大伤正气，气血弱者勿用。伤科用之，取破散气血。

莪术，性味功效与三棱相同。

常山，性平，味淡，能清邪热，消热痰滞，所以治疟疾有效者，清化热痰而疟自止也。虚寒患疟疾者禁用。

白芥子，性温，味大辛，散风寒滞，化寒湿痰，通关窍。若阴亏气虚目疾多，并邪实热，皆禁用。多食损目。

小茴香，性温，味甘，能散寒气，温脾胃，暖丹田，壮元阳，治肾虚腰痛上品。寒气痛，用之大效，温能散寒也。妇人因虚寒白带者，姜酒炒多用，胃寒者宜服。阴亏火旺者禁用，热滞气痛者亦禁用。

大茴香，性味功用与小茴香相同，但力更胜耳。凡男女大小气虚脱肛不上，以此二钱研末，和公猪胰子一付，煎服，下以蓖麻叶烘揉托之自上。

红枣，性热，味甘，能健脾胃，补中气，气虚胃弱者宜常服。火旺阴亏者少食，有邪实热者禁用。小儿多食恐生疳症，又能使齿作虫牙。用产北者佳。

龙眼，性大热，味甘，能健脾胃，生津液，补中气，养精神，生气血。小儿气血虚，痘不起浆者，服之能起胀作浆。气弱者多食，火旺阴亏者少食，有邪实热者禁用。核去光壳皮，能治金创，止血生肌，神效。

荔枝，性味功用与龙眼相仿，但力不及耳。核治小肠气痛妙。

草果，性温，味微辛，能除寒湿痰积，治寒湿痰疟，痰多，肋下痛，作咳者，多用有益，热咳，虚咳，禁用。

绿豆，性平，味淡，能解热毒，清实热止渴，又能解附子毒。胃寒气虚者禁用。

黑豆，性大热，味甘，能健脾胃，和气血，黑光皮，壮肾阳。又浸酒赤者，可见热性。火旺阴亏者禁用。

赤小豆，性平味淡，能解一切热毒。

黄豆，性微寒，味淡，能泻胃热，又能作脓起浆。故痘科用之，以灌浆。疮科禁用，以干脓，脾胃寒者禁用。

犀角，性大寒，味淡，能清解热毒，热在上焦者可服，在上焦血分中热者，服之即解。虚热禁用，盖其性有肃杀之气。

石斛，性平味淡，能清胃中虚热，故眼科滋阴方中用之，取其清热而不伤脾胃也。取鲜者更佳。

夏枯草，性微寒，味淡，能清热，解郁结气滞，故因热毒成瘰症者，或取根叶熬成膏，冲米酒服，或泡米酒服，多愈。

泡茶饮，亦清暑热。胃寒者勿服。

天花粉，性微寒，味淡，能解阳明里热，口内诸疮因实热者用之，大见奇功，时症作渴者重用。虚寒者勿用。

连翘，性平，味淡，能清散诸疮热毒，并四时热气。诸疮气虚者勿用。

甘草，性热，味甘，少用和中，多用生热。解毒生用，和中炙用。凡滋阴，并推荡方中禁用；小儿多食，鼻血自出。

金银花，性寒，味淡，能解诸疮热毒，又可作脓。诸疮溃后将收口者禁用，服之脓汁不干。藤叶取熬膏药更妙。熬膏冲米酒服，消肿毒热气。胃虚寒者勿用，凡诸疮虚者亦禁用。

栀子，性大寒，味淡，能除胃中实热。因实热吐血、鼻血者宜用，因虚吐血、鼻血者禁用，气虚胃寒者亦禁用。

龙胆草，性大寒，味苦，能除胆中邪热。伤寒病，不恶寒发热，能饮食，舌上有黄苔，其人作狂者，此乃邪热浸入胆内，服此以泻胆热，可见速效，眼科有胆热者亦可用。阴虚气弱者禁用。

酸枣仁，性平，味温，能醒脾胃，多睡者炒用，少睡者生用，又能生神。有热者勿用。

白芍药，性微寒，味微酸，能清实热凉血，平邪热。滋阴补气药中勿用，呕吐寒利方中亦勿用。

川牛膝，性平，味淡，能行四肢经络活血，补损伤，壮筋骨。

白蒺藜，性平，味淡，能散风热之邪，壮肾阳，活气血，强筋骨。眼科用之者，是以散风消热也，浸酒久服有益。

沙蒺藜，性平，味淡，轻而能散，清风热不燥。眼科中用之，取其清风散热，要用潼关一种者佳。

川黄连，性大寒，味苦，能解热毒，凉血热。若因热毒下痢者用之有效；咽喉实热痛，痘毒热太甚者，亦可用。盖伤寒发热作渴，阳明里证宜下，用此大不相当，慎之。即眼科用之亦要斟酌。果有实热，方可用之。即用，务小心详察，不然，受害无穷。气虚阴亏者禁用。

黄柏，性大寒，味苦，阴中阴也。能除阳明里热，清小便实热，诸疮有热毒者宜用。大伤脾胃，气虚人禁用。

杜仲，性平，味淡，能续筋骨，治腰痛，伤科中要品。用取厚者，去粗皮，盐酒炒。

管仲，性微寒，味淡，能解时病瘟热毒，又清夏暑之热。方传有小儿，于人中穴生一疔，生死反掌之间，一人与以管仲一两、真犀角五钱，共煎服，其疔即破，流去黄汁水而愈。著之以广人之见。

薏米，性平，味淡，能除湿气，理脚气，健脾胃不燥，阴亏者宜多食。有邪热者勿食。

白扁豆，性平，味淡，能利水和胃健脾，不燥，阴亏气弱者宜多食。有邪热者勿食。

朱砂，性平，味淡，能镇心辟邪。用于丹药内者，取其缓痛也。

明雄，性平，味微辛，有小毒，能杀百虫，除邪，去腐生肌。

硫黄，性大热，有毒，能杀虫除湿。真阳衰败者，以此一斤研末，入公猪大肠内，取砂罐煮半日，取出，去肠，再研细末，以好大曲酒，和米糊丸，梧子大，每次三钱。

甘石，性平，味淡，能除湿气。眼科中用之者，取其收敛药汁于石内，借点眼内，化除湿热之气。又和猪板油锤成膏，可贴臁疮。

黄丹，性微寒，味淡，能除湿气干水，收膏药油。凡熬膏药，每油一斤。下丹或四两或五两。

枸杞，性温，味甘，阴中有阳，能健脾胃，壮肾阳，肾虚腰痛者，用之大效，气血虚者宜用。肾阳旺者禁用。出甘州者佳。

浙贝母，性寒，味淡，能清化一切热痰。热咳者宜服，火旺生瘰疬者宜用。若脾胃虚寒者禁用。

川贝母，性大寒，味淡，能清一切热痰，其力胜浙贝，过大能伤正气，脾胃虚寒者禁用。热痰作咳者宜用。虚寒作咳者，误服即死。凡人误服二三两，其面白如米粉，气喘不止，可见伤气之不虚也。

蚕沙，性平，味淡，得桑叶之气，兼感蚕之气，能清散风热，又能散风寒，阴中有阳也。晚蚕沙气足更妙。

榧子，性温，味微甘，能健脾胃，杀虫。凡患痔疮作痒者多用，大效。

地骨皮，性寒，味微苦，能清退实热，虚热者禁用。今医不分热之虚实，往往谓地骨皮有退热除蒸之效，误杀人而不知。

银柴胡，性平，味淡，能清湿热，胃寒虚热者禁用。今人徒守成方，常用此治阴亏虚热之症，使人速其死也，慎之。

罂粟壳，性微温，味淡，能收敛，凡虚寒下痢者宜用。如因邪热暑气作泻用之，将邪热闭结，受害非浅。慎之。

洋糖，性大温，味甘，能温胃寒，以热酒调服，又散寒滞气痛，脾胃弱者多食，阳旺阴亏者禁食。小儿少食，多食恐生虫损齿，又恐作牙疳。蜀人谓之白砂糖。

黄糖，性味功用与白砂糖相同，但力减耳。

白附子，性微温，味微辛，能散风湿癣疮。凡疮癣因风湿生者宜用。有实热者禁用。

蓖麻子，性温，有毒，熬膏药中用之，取其散毒，拔毒，去腐生肌。不可食，古方有食此治瘰疬者，未见有效。

柑子，性微寒，味甘，能清实热，消化热痰。胃寒虚热者禁食。

巴豆，性大热，有大毒，味大辛，除一切寒积，并胃寒酒病作胀。大便不通，服大黄芒硝不下者，乃寒滞不通，以此去油，取霜，饭糊丸梧子大，白汤送下，多少量用，即通，谓热能化寒也。又能烂肉伤目，切不可以近目。诸疮不穿头者，用此末绿豆大，放疮顶上，以膏盖好，半日即穿。有邪实热者禁用，误服即死。

柏子仁，性微温，味甘，能润肠，和脾胃。大便枯燥者可用，但用时务去油。滑肠下痢脱肛者禁用。

牙皂角，性温，味辛，有小毒，能散疮毒，通关窍。积滞气滞作痛，大便气闭不通者，研末炼蜜作锭插入谷道中，使气自通而下。气虚者禁用。

柴皂角，性平，味微辛，能去油腻，子能润大肠杀虫。凡患痔疮作痒者，服之有效，取其利气除湿杀虫也。

芫花，性寒，味淡，能通大小肠实热积滞，泻热水邪。大伤正气，虚人禁用。以此浸浓汁水，泡细丝线，泡半刻，取出晾干，泡五次，可拴外痔。

甘遂，性寒，味淡，能利小肠水邪。其力有推墙倒壁之功，非小便因水邪积滞不通者，万不可乱用，慎之。虚人禁用。又消利热痰。

商陆，性味功用与甘遂相同。

牵牛子，性平，味淡，能消实积气滞，利水道，下气，但力甚悍，不可轻用。所以大便因气滞而闭，服大黄、芒硝不通，加此而通者，谓大黄、芒硝行血不行气也。气弱者禁用。

使君子，性微温，味甘，能健脾胃，杀虫。凡小儿时常腹痛，大便下虫者，服之大效。

川楝子，性寒，味苦，能清热杀虫。取汁研末，和糊背壳，虫不蛀。胃寒者勿用。

细辛，性热，味辛，开窍，散风寒滞。牙痛方中用之，取其辛以散之，但力甚猛，只可用三四分，多用令人九窍出血。

石膏，性寒，味淡，能解阳明实热，又能引火下降，里热作渴者宜用，六味地黄汤中用之，取其下降之速也。胃寒禁用。

火麻仁，性平，味淡，能润大肠燥结，肠枯燥者多服。

黑芝麻，性平，味微甘，能健脾胃，润大肠燥结。老人大肠苦燥者，多食，胃热者勿食。

核桃，性温，味甘，能健脾胃，润大肠枯结，肠滑者勿食。外薄衣，能壮元阳。有实热者禁用。油核桃亦合疮药。

大蒜，性大热，味大辛，有毒，和津液磨成泥，能敷散诸疮毒。多病目者，有邪热者，禁用。小肠因寒滞作痛者熬好，大曲酒饮，大效。

大葱，性温，味辛，能发汗，退风寒之邪，通窍。有虚汗者禁用。

雪水，性寒，味甘淡，腊月收者佳。能清阳明里热，化时行热毒，止热渴。凡患时热之症，周身作热，久热不退，服清热推荡之药，兼饮雪水，使阴能化热，其热自退。若作热无汗，多饮，即阴以化其阳，必得大汗，其热即退而愈。时医不知，故不敢用，盖雪水与冰相同。诗云：二之日凿冰冲冲，于此可见矣。冷水与雪水，惟寒稍差耳。有寒邪、风邪，食滞胃弱者，俱宜禁用也。

萝卜，性微寒，味甘淡，能消食积，清热化滞气，止渴，解面酒毒。消虚胀少用，凡脾胃弱者不可食。

马钱子，性大寒，味苦，有毒，能散诸疮热毒。有寒者勿用，熬膏药多用，入药服者，斟酌量用。狗食能断肠。

木鳖子，性大寒，有大毒，功用与大枫子同，又能搽疥疮。

大枫子，性大寒，有大毒，熬膏药用之，取其消散热毒。

老母鸭，性温，味甘，能健脾胃，补气不燥，调和气血，不寒，阴亏者多食野鸭，性味相同。有实热邪热者禁用。

老母鸡，性大温，味甘，能补中气，调脾胃。中气虚者宜多食。火旺者勿食，有时热症者禁食。

鸡蛋，性微温，味甘。熟者，宜补中气；生者，入药内用，能清厥阴热。煮熟取黄炒油和猪胆汁扫黄水疮，神效。

芝麻油，性平，味微甘，能润肠解毒，熬膏药用之者，取其散毒也。凡人有感冒风寒者，并阳明有邪实热者禁用，不然食之必胶滞肠胃，邪热不去，定受其害，慎之。

棉油，性味功效与麻油相仿耳。

猪肉，性微温，味甘，能润肠胃，补气血，少食有益，多食生痰，臭食伤胃。凡人有感冒风寒，并阳明有表热者禁食，食之必变证难治。板油亦可和臁疮、疥疮药，猪首与蹄亦发病疮。有痼疾者禁用。

羊肉，性大热，味甘，能大补阳气健脾胃，壮气血。阳弱者多食，火旺者少食，有疮与有时热者禁用。羊食百草故发。

全蝎，性微温，味微辛，有小毒，能驱风邪，散毒气，遍行周身，其力在尾，故用要全。被此蛰者，以木盏盖之即消。

蜈蚣，性热，味辛，有大毒，能解诸毒恶疮，杀疮之虫。凡人因虚弱而生疮者禁用。

金礞石，性平，味淡，坚实下坠。眼科中用之，取其统气下降，光不上浮，又能下气坠痰，木炭煅透，童便淬七次，研数千下方用。

田螺，性大寒，味淡，能清热利小便热。胃寒者勿食，热甚者多食，和燕窝泥捣烂又能敷胸前。邪热虚热禁用。

秦皮，性平，味淡，能清虚热，不伤脾胃。眼科中多用之有效，伤科用之，散瘀血也。

芜荑，性平，味淡，能杀虫，痔疮痒者用之。

荜茇，性热，味辛，功用与胡椒同，即胡椒花。

竹沥，性寒，味淡，能清热。阳明有实热者可用，胃寒者禁用。

乳香、没药，性微温，味苦辛，凡气痛用者，谓辛能散也。用时去油，又能止血出，定痛。实积痛者不可用。

宣木瓜，性平，味酸，能通理筋气，又能活血舒气解毒。凡人生杨梅结毒于四肢者，若久不愈，即取宣木瓜一斤，研末，蜜为丸如梧子大，每日于早晚空心以黄酒送下，各五钱，服完即愈，谓筋舒血活毒自散也。

谷精草，性平，味淡，产于谷田中而生，能清散眼中时热，凡患目红肿痛者，宜用此。

雷丸，性平，味淡，雷始声而生于竹林之中，能杀虫。凡人以马肉和韭菜食，生寸白虫，以此二两，研末调芝麻酱食，必自愈。

川、草乌，性大热，有大毒，驱筋骨中风寒，除湿气。阳旺有热者不可用，误服即死；阴虚者亦不可用。

木贼草，性平，味淡，能去目中热翳障膜。

白菊花，性大寒，味苦，能清火浮于头面作头痛者，又能清胃中实热，散风热。凡目因阴虚者勿服，误服多生寒翳或失明，古方谓白菊花能明目者，不可执定。胃寒者禁用。叶根生捣烂敷疔疮甚妙。

桑白皮，性平，味淡，能清肺热治咳嗽，因实而作者有效，用时去粗皮以蜜水炒过，虚人勿用。

防己，性平，味淡，能除湿气，并消湿肿。

鹿茸，性大温，味甘，能大补元气，壮元阳，生气血，诸疮气血弱者，服之即起。痘□气血弱不起者多用。有实热者禁用。

红花，性微寒，味淡，少用活血，多用凉血，过用破血。若阴虚而见有血者，禁用。以米酒炒用更妙。

荸荠，性平，味甘寒，能消铜积食积，清热止渴，粉能去目翳障。蜀人谓之慈姑者，即此是也。

西瓜，性寒，味甘，能消暑热，解阳明实热，又解酒毒。脾胃虚寒者禁食。古人谓天生白虎汤也。

诸鱼类，皆性温发热，所以诸疮时症忌之。惟龟鳖能滋阴，清虚火下降，有实邪热者禁食。

阿胶，性微温，味淡，阴中有阳，能调血，治妇人血崩不止，又能滋阴润大肠，消瘀血。胃寒者禁用。

虎骨，性温，味辛，能入骨，搜散风寒之邪，壮筋骨，通经络，过节虎膝更妙。

虎胶，性温，味淡，能入骨节经络缝中，驱风邪出外，壮气血，凡手足风邪入于内作痛者非此不能愈。

熊掌，性温，味淡，能健脾胃，调气血。取前掌用，熬膏药用，散风寒，油能解毒，胆能点热毒目疾。

桑寄生，性平，味淡，得桑树之精而成，能舒筋活血。若因风湿骨节痛，手足不能舒者，用之效。

犀牛黄，性寒，味苦，能清化热痰，入于窍内者，入丹药内，能解附骨结毒。胃寒生痰者，禁用。

珍珠，性平，味淡，能解久疮大毒，有小毒，用以豆腐煮半日，或入丸，或和丹药量用。亦能散翳障。

五灵脂，性微温，味淡，能散气血滞痛，取真正溏心者佳。今用者多假，故形如兔屎。

瓦楞子，性微寒，味淡，火煅研末，配上少许，调香油，能治汤火伤。

刘寄奴，性平，味淡，能调和气血。伤科中多用之，亦能仿瓦楞子，治汤火伤者。

茵陈，性平，味淡，能清利胆热。凡人患黄疸病，面身如黄纸者，看寒热量用，寒者入热方内用，热者入凉方内用。

藕节，性平，味甘寒，能清血热妄行，散瘀血。凡血症，因热者可用，虚者禁用。

茅根，性平，味甘寒，能清热血逆行，消瘀血。凡血症，有热者可用，寒者禁用。

童便，性寒，味咸，能清热血，消瘀血。凡血症因虚寒者，误服大伤脾胃，慎之。

蟾酥，性大热，味大辛，有毒，能散诸疮毒，或外敷，或丸服。不可近目，恐损目。

硼砂，性平，味苦辛，能清热化痰，故吹喉方中用之，能解毒散滞。眼科亦用。

樟脑，性温，味辛，能除湿气腐疮，又能和药治臁疮，又能避臭虫虱子，并能杀虫，衣箱内多放之。

皂矾，性平，味苦辛，能推荡肠胃中一切陈久积滞。古方有皂矾丸，以红枣肉捣膏，成梧子大。

蝉花，性平，味淡，能清风热，退目中障翳。

冬瓜子，性平，味淡，能清化热痰，又治因热血崩。胃寒者禁用。

龙骨，性平，味淡，能塞精，止血生肌。因热滑精者禁用。

蜂房，性热，有大毒，熬膏药用，能解毒。服药内用，以火焙过，量用。

蚯蚓，性大寒，味淡，能利小便热结不通。若时令瘟热之症，小便闭，服利小便方不通，取大蚯蚓七条摇泥，用冷水调，澄清服。

赤石脂，性平，味淡，能塞肠。凡患久痢不止者，用入药内亦可止虚痢。有热痢者禁用。煅透醋淬研末，可贴臁疮。

蛇蜕，性平，有大毒，熬膏药用之，能散毒气。

莲肉，性平，味甘淡，能健脾胃，和气血，老人、气虚人宜常服。有时热者，禁食。出闽省者佳，出楚地者次之。

芡实，性平，味淡，功用与莲子相仿。

血余，性平，味淡，洗净煅灰，能止血妄行，亦可止血生肌。熬膏内用之，取其解毒活血也。

沙参，性甘平，味淡，故用于表里发散推荡之中，略调和中气。

肉苁蓉，性微温，味咸，能壮肾阳，养筋骨。水亏火旺者勿服，有热者勿服；又稍滑肠，大肠下痢者禁用。

续断，性微温，味微辛，能续周身筋骨，并通周身一切手足之气。

天麻，性微温，味淡，能清散风邪。伤正气，凡大小男女，因虚受风者禁用。

条风，性平，味淡，能清散风热，因虚生风热者禁用。庸医不分虚实，概以治风病，多有误事。

钩藤，性平，味微辛，能清散风热之邪。

蜂蜜，性平，味甘，蜂采百花而成，阳中阴也。炼丸能收固诸药，合而为一。又能润肠，滋阴方中可用，温补方中勿用。

夜明砂，性平，味淡，服之者，取其蚊目之精，以助目光，余无用也。

升麻，性微辛，味淡，能引清气上升，补气方中用之者，取其众药升而不降也。

僵虫，性微辛，味淡，能散风热，凡虚而生风者禁用。

秦艽，性微辛，味苦，能活动筋骨之气，除湿气，故脚病者多肯用之。

磁石，性坚实下坠，眼科用之，取统气下降，光不上浮。木炭煅过，以童便浸七次，研细，活着更佳。

解中药毒

中水银毒，饮以地浆水愈。

中轻粉毒，甚有角弓反张者，以生扁豆泡胀，捣取汁，和地浆水冲服即愈。

中花椒毒，气闷欲绝者，以地浆水即解。误咀花椒气闭喉间不通，即饮冷水一大碗立解。

中巴豆毒，其人口渴干燥，两脸赤，五心热，下利不止，以绿豆汤冷饮或取芭蕉根汁饮愈。

中砒毒，即人信也。以绿豆生用，五角擂粉，入新汲水搅和，取新白布绞汁，饮之自解。

中附子毒，以生绿豆三角，捣汁水饮之，或取大田螺数个捣碎，水调澄清饮之亦解。

中硫黄毒，以汉防己煎汤饮之即愈。

中木鳖毒，发抖欲死，即以安桂二钱煎汤服立愈。或用香油一大杯，和白砂糖二两灌之，亦可愈。

中蒙汗毒，俗名谓之烧闷烟。饮冷水即解，若人出外住店时，至更后，取冷水一大碗于房内即解。

中铅粉毒，以白砂糖调水服，或捣萝卜汁饮之，俱解。

中半夏毒，满口疼痛如火热，饮食难下，诸治不效。一人着取生姜汁一茶杯，忍痛呷下，候片刻，辣性已过，即愈。一方，有镇台官，年四十余，平日喜食鹧鸪，患遍身开裂之症，诸治不效，一人以生姜汁冲白汤饮，渐服渐愈，半月全好，盖鹧鸪食生半夏故也。

中酒毒，经日不醒者，取黑豆一升煮汁，乘温热饮下，或灌下二三盏即醒。

中面毒，即以生萝卜捣汁饮之，自解。或以生蒜捣烂，和醋食之，亦能解毒而愈。

误食桐油，合人吐泄不止，急饮热酒即解。

小儿误食白果过多者，多成风醉，以白鲞鱼头煎汤服，二三次愈。

误吞金器，胸中痛不可忍者，取羊胫骨煅过研末，每次三钱，米酒饮下。过夜其器即随大便而出，此功哲究理格物之妙方也。

卷之七

所载诸方经验用过者，头上加有圈；得手未曾用过者，头上不加圈。

○ 万灵膏

治诸疮毒，风寒湿气，跌扑损伤，因受风寒作咳、作哮吼，并腰痛者贴之，神效。有热者勿贴。

豨莶草六两，麻黄、生川乌、生草乌、生半夏、生南星、生大黄、两头尖五两，真熊骨二斤，真虎骨一斤，独活、羌活、桂枝、细辛、当归三两，川芎、乌药、灵仙、加皮、菖蒲、远志、川椒、菊花、蚕沙、白芷、薏米、鳖甲四两，柴胡、干葛、苏薄荷二两，蓖麻籽四两，苍术四两，生姜一斤，生葱一斤捣烂。

以上诸药俱用生的，将药称齐，取大净瓦钵一个，取净香油十斤，将诸药倾入油内，用清冷水五斗碗合油内浸诸药，春夏三日，秋冬五日。用大净铁锅一口盛之，白炭火熬至药渣枯时，即将锅取下安稳当处，用筛滤去渣，再上火，再熬至滴水成珠不散时，即将锅取下。再下净丹六十两，搅至油冷定，再上火熬至成黑色，入于水中，成团不粘手时，再取下锅安稳，再下松香一斤搅化，再下后药。乳香（去油）五两，没药（去油）五两，胡椒（研细末筛过）十两，生白芥（研细筛过）十两，轻粉（研细末）五两，牙皂（研细末）五两，安桂（研细）二两。先将六味细末合极匀，再下入膏内，用力极搅数百下，即取大水缸盛冷水三大桶，将膏倾于水内泡好，三日再换水取出，摊贴。余剩者用冷水泡至半年更妙。

○ 又方专贴无名肿毒跌仆损伤

大穿山甲（长三寸，宽五寸）、大五倍子半斤，大枫子半斤，马钱子半斤，男子发（灰水洗净）一两，大生附片二两，香油三斤。将膏药熬好时，再下净丹一斤二两、寸香三分，搅匀摊贴，贴疮以皮纸摊贴。跌扑损伤用布壳摊贴。

○ 又方专贴诸疮（名会通灵应膏）

元参二两，马钱子二两，蓖麻仁五钱，杏仁二两，大蛇皮（酒洗晒干）三条，子蜂房五钱，男子发（灰水洗净）五钱，香油一斤四两，净丹八两。如法熬制摊贴。

○ 观音救苦丹（石室密录①方）

凡修此仙丹者，宜斋戒沐浴，忌鸡犬之声，并妇人污秽，设供大士位，献净茶，焚真香。

大黄二两，甘遂三两，蓖麻仁（打破）二两，当归两半，莪术、木鳖、草乌、三棱、生地各一两，川乌、黄柏、大戟、川连、巴豆、肉桂、麻黄、牙皂、白芷、羌活、枳壳各八钱，桃仁、香附、厚朴、花粉、芫华、杏仁、槟榔、五倍子、细辛、全蝎、山甲、大羌、元参、防风各七钱，大蛇皮二条，大蜈蚣十条。

取香油六斤，浸三日，白炭火熬枯，去渣，再熬成滴水成珠不散时加密陀僧（打碎）四两，化时再下净丹二十四两，搅匀

---

① 石室密录：指《石室秘录》，清代医家陈士铎编著。

加熬成膏摊贴，百病皆效。人患有痰疾成块，作肿作痛，或湿热滞塞不化，并妇人乳肿作痛者，将此膏成丸如梧子大，每服七丸或九丸，不可多服。凡服丸者，白开水下内服丸药，外面患处用甘草末调敷。外贴此膏，内用甘草二钱煎汤服下，可见奇效。

○ 神验丹

能取新旧鱼骨，管毒，祛腐生肌。

白降丹三钱，红升七钱。用细净白袖缝包，将二味装入包内，用白棉线缝好，外用新鲜公猪精肉八两破开，再将此包放肉内，又以白棉线缝好，入砂罐内，用清水煮一日，如水干，又加水，仅煮，煮至一日，将肉包取出，去肉，将袖包挂于当风处风干。次日将包内药取出，以净磁盘盛之，待阴干时，再加陈熟铁锈粉五钱入内，共研极细，取磁瓶装好用。有力者加实在珍珠钱半，用豆腐煮一日，加真番硇砂二钱，共研数万下更妙。无力者，不加二味亦可。

○ 白降丹降法

取水银、火硝、食盐、明矾、皂矾各五钱。共研末，入净土瓦罐内，用白炭火熬化，滚起，以净竹箸一双，搅匀罐底，再看其色如蛋黄色，取起待冷，取净五寸磁盘一个，将罐倒于盘中，用净黄泥踩熟封好，稍干水气，取火盆一个，盛冷净灰于内，将盘埋于灰内，罐只留半节在外。罐底以红透白炭一小块，放在罐底上，待熄又换，换至四块时，于罐外即取红透白炭，对架罐侧边，待炭熄，又取红透白炭四块，作四面围罐，待熄时，将熄炭取去，即大加红透白炭，将罐围满封顶，待此炭化后，将盘取出，将黄泥揭去，将罐取起，用小刀将罐内降下之丹刮下。

○ 红升丹

火硝、水银、明矾各一两。以净铁小锅盛好，上用净磁菜碗盖好，用盐泥封固，锅下用白炭火，先文后武，待香三柱后去泥，将碗揭起，其丹尽在碗上，刮下听用。若要去丹毒，取公猪鲜瘦肉包好，用清水煮一日。

○ 五宝丹治结毒（金鉴方）

滴尔石三分，琥珀、珍珠、四六各分半，上面五分。米糊丸，小绿豆大，每服一分，空心。取公猪蹄炖清汤，或鲜公猪肉清汤送。

○ 凡服五宝正阳丹，先必服此方三剂

归尾二钱，防风钱半，苍术二钱，苡仁二钱，威灵仙钱半，虫退钱半，川芎钱半，皂刺五枚，银花一钱，苏皮一钱，花粉钱半，土茯苓钱半，甘草五分。火旺者加大黄二钱，水煎服。

○ 正阳丹治症同前（金鉴方）

真牛黄、珍珠各二钱，滴尔石、朱砂各三钱，琥珀五钱，四六一钱，飞灰面四分。米糊丸，小绿豆大，每服一钱，用土茯苓熬汤送下。

○ 治杨梅结毒

明雄黄钱半，朱砂一钱，轻粉八分，硫黄三钱。共研细末，用新夏布包好，用香油三两，浸透时用铁夹夹好，用火烧下，取净磁盘盛之，将烧下之油，并烧过药末，擂极匀，取

磁瓶收好固封。临用时取松节烧油和前药，调极匀，点两手心、两足心，病手足各活节处，待半日许，口中必流热涎，切不可乱进饮食。要次日早，以老母鸭熬汤，放冷饮之。过二日，即服后方二剂。后方：车前草一两，灯心草七分，水竹叶七叶，棕皮（剪碎）三钱，石膏三钱，地骨皮二钱，益母草七节，鸡冠花红白各三钱，男子发（烧灰）一围。水酒、童便引。

○ 治下疳，玉茎烂去半节者，并治杨梅结毒

归尾钱半，生箭芪钱半，木鳖（去壳，取肉切片）二个，白芷二钱，陈皮一钱，甲珠钱半，花粉二钱，白芍二钱，乳香二钱，没药（去油）二钱，净银花二钱，洋参二钱，甘草梢一钱，生米酒三杯，皂角刺三枚引。先服此方二剂，再服后方：大黄一两，萹蓄五钱，飞朱砂二钱，杏仁（去皮尖）一钱，乳香（去油）四钱，升麻二钱，连翘二钱，蜈蚣（火焙）一条，麝香三分，黄蜡四分。先以各药共研细末，再将蜡溶化，即将前药末倾入蜡内，搅极匀作丸，小绿豆大，每日早晚空心，以糯米酒各送下二十丸，其疮孔内自有毒出也。又洗方：生黄柏、苦参、川连、白及、箭芪各五钱。共熬汤洗。

○ 治杨梅结毒

宣木瓜一斤，切片，晒干，研细末，炼蜜丸梧子大，每早晚空心，以白汤各送下五钱或七八钱。

○ 治臁疮湿烂成片熏法

水银一钱，洋茶一钱，上料香五根，陈细茶叶。不拘多少，

用口咀烂，和前三味共研细末，净瓦焙干，用粗纸裹条，匀作六条，每用二根一熏，一日一次。熏后即用陈茶汤洗，洗过，再熏，如法三次，自愈。妇人用陈艾汤洗。又方治血风臁疮：香油四两，黄蜡一两，白蜡一两，生甘石一两，轻粉四钱，净丹五钱。熬膏贴。外以布包好，勿见风吹。

治臁疮夹纸膏

桑根鲜白皮二两，轻粉少许，净丹一两。如制好药末有一茶杯许，可加红粉一钱，用生猪板油，和前药末捶成膏，作夹纸膏贴之。

又方治症同前

血竭一钱，大五倍子五钱，轻粉三钱，乳香二钱，海螵蛸五钱，石菖蒲一两。共为细末。以供猪胆汁调敷，若痒加柏油。乳香一钱，轻粉一钱，四六三分，真铜绿一钱，水龙骨二钱，白蜡五钱。取猪板油捶成膏贴之。

○ 又方

取万灵膏溶化一茶杯许，入白蜡五钱、黄蜡五钱、樟脑五钱，于膏内搅拌极匀，用油纸摊贴。三日一换。又方，或于万灵膏内加硼砂三钱、明雄三钱、枯矾三钱，效前法用。

○ 又方

用赤石脂，以木炭煅透，好麸醋淬透，再煅，再淬，如法五次，取出晾干，研末。用好麸醋，调匀摊贴。又方，取枯矾研末，和好麸醋调贴。

○ 又方

川椒两半，白蜡三钱，水粉三钱，净丹三钱，松香二钱，铜绿二钱，甘石（火煅）六钱，黄蜡一两。以净香油二两，将椒煎枯，去椒，再将前药末，入于油内，共熬化，搅极匀成膏，以构皮纸方二寸许，二十余层，用鞋针刺纸满孔，即将此膏倾入纸上浸下，次第揭贴，一日二次。

○ 拔黄水毒疮

全头蜈蚣（焙末）四条，全蝎（焙末）四个，虫退二钱，明雄二钱，朱砂二钱，净丹二钱，四六三分，麝香二分。共研细末，压患处。此药制好，用净磁瓶固封，勿令泄气。

○ 又方治黄水热疮流水不干

用鸡子黄或五个或十个，先将鸡子煮熟，去白取黄，铜勺炒油，和猪胆汁搅极匀，以鸭翎扫患处，一日二三次。

○ 治脓泡疮汁水不干

取陈蜡油一两、大枫子（研末）五钱、上灰面五钱，共调和匀，搽上即愈。

○ 治黄水疮不干

朱砂五钱，元粉五钱，大风子五钱。共和匀，用猪板油二两，煎枯去渣，下松香一两熬化，再将前三味药为末入于内，搅极匀，待冷定，傅上即愈。

又方治症同前，又并治肩疮

煨熟石膏一两，净吴茱萸五钱，明雄三钱，枯矾三钱。共研细末，或调香油，或干擦皆可。

治耳溃脓不干

槟榔（焙）二钱，炙草一钱，海螵蛸一钱，枯矾五分，净丹一钱，菖蒲（焙干末）一钱。共研细末，吹耳内，加胭脂二钱更妙。

治小儿痰癍神效

白僵蚕四两，粉甘草四两。二味共研细末，炼丸梧子大，每服二钱，以白汤送下。

治脓窝肥疮

大枫子肉五钱，油核桃肉五钱，信三分，水银一钱。先将枫、桃肉捣如泥，次入水银，共研，不见星，再入信、寸香一分，共研极匀，分作六丸。每日临睡时，将一碗放在心窝，揉烊为度。用绢帕包围安睡，不污衣服，其手切不可摸肾囊，恐惹水银之毒粘肾囊中，揉至第五日，第六日停止一日，待至第七日，再揉。凡揉药一次，次日早起，胸前必发细瘰，以手摸之稍痛，然亦当日即瘥。最甚者，用此一料，七日痊愈，永不再发，其效如神。

奇效八宝丹

治疮毒脓腐已尽，用此丹药搽上即能生肌长肉，平口收工，神效无比。

珠母，取露天地下大蚌壳左半块一片，刮去黑壳，用火煅过，研细末；浮水甘石三两，白炭火煅透，取黄连二钱泡浓汁淬甘石，晒干研末；真血竭三钱，粉口儿茶一两，煅石膏三两，赤石脂（煅）三两；陈年丝吐渣一两，煅存性，和前诸药共研极匀。临用时，凡药五钱加四六片二分，再共研，如香灰式，用磁瓶固收听用，其效比珍珠牛黄丹更妙。

治湿疮浸淫

芦荟一两，炙粉草五钱。共研细末，先以豆腐泔水洗净，用布擦干水气，即将此末敷之，候干即瘥。此方西城僧人授之，亦治座板疮。

○ 消毒神效散

鲜山药（不见水）五两，土朱一两，松香一两，全蝎十个，白洋糖一两。诸药共捣极烂敷之，独留疮顶不敷药，上用纸盖好，周时一换。凡发背痈疽乳痈，初起者即散，已成者，连敷三次，散出小毒而愈，屡用辄应。

○ 皂矾丸（一名奇效夺命丹，一名仙传飞龙夺命丹）

治一切五色疔疮初起，或见有小白头，形如粟米大，或痒痛异常，作热恶寒，麻木及疔毒走黄黑陷，昏瞶呕恶等症。

牙皂（微炒研末）三钱，白矾（生研细末）三钱，真蟾酥一两，用无灰烧酒浸烊，加入前二味，和捣极匀，丸成小绿豆大，晒干，用净磁瓶收好。每服一丸，用葱白衣裹丸，米酒送，势重者，每日服二次。但此丸力猛，每次只可服一丸，切不可服二丸，恐致呕吐。慎之慎之。

○ 青龙丸

治一切疔毒并跌打损伤，闪肭伤筋挛痛，贴骨痈疽，兼治男女大小头项瘰疬，即乳痈结核，痰气凝滞，硬块成毒，小儿痘后发痈等症。

马钱子四两，以米泔水浸泡三日，刮去皮毛，切薄片，晒干，用香油炒透；大穿山甲一两二钱，炒黄色，研极细末；白僵蚕一两二钱，炒断丝。三味共研细末，用黄米饭捣极匀，丸小绿豆大，每五分，量人虚实酌减，按部位用引经药，煎汤送下就卧，用铺盖好暖睡，切勿冒风。倘若冒风，觉周身麻木抽搐，甚至发抖，不必惊怕，过片刻即安。如毒初起者，一二服即消散。成脓者，服此自能出毒，不必咬头开针，诚外科第一仙方也。引药法：在头面者，羌活、川芎各二钱；在肩背，皂刺尖七枚；两手，桂枝二钱；胸腹，枳壳二钱；两胁，柴胡二钱；腰间，杜仲三钱；两足，怀膝、木瓜各三钱；头顶，桔梗二钱；跌扑挛筋，红花、当归各二钱，酒煎服。俱用水煎汤送下。凡服此丸药者，老人四分，妇人新产半月者四分，满月五分。男女瘰疬痰毒，夏枯草一两，煎汤送下，少加米酒。小儿周岁内者，服九丸，一岁外者服十一丸，三岁者十五丸，四岁者十九丸，五六岁者二十一丸，七八岁二三十丸，十岁以上服三分，十五岁以上服四分，二十岁照大人服法。如小儿不能吞，化服亦可。

蜣螂地龙丸（以下三十九方见家传）

治一切疮毒，远年起管成漏，脓汁水不干，汁水时流，久不收口，服此全功。

用韭菜地内蛐蟮一斤，以米酒淘洗泥净瓦焙干；蜣螂（即推屎虫）八个，净瓦焙干；刺猬皮五钱，瓦焙干；真象牙梢一两，另研细末；大穿山甲一两，香油炒黄。诸药各依制法，共研极细末，炼蜜梧子大。大人八分，小儿五分，俱用白开水汤送下，药末完，其管自能逐节退出。用小剪子剪去败管，药毕管亦退尽收攻，神效无比。

追管丸，专治一切痔漏，不拘远年近日，有漏通肠污，从孔出者，先服此方，追进脓毒，再服消管丸，自然见效：

追管丸（见家传）

胡黄连（姜汁炒）一两，刺猬皮（瓦焙干）一两，真寸香二分。共研细末，取米饭捣丸，麻子大，每服一钱，空心米酒送下，服药后如脓水反多者，药力到，不必惧也。

消管丸

治一切肠脏痔毒，成管成漏，服前追管丸后，再服此丸，自然消管，不用针刀挂线，免其受苦，真起痼疾之良方也。

胡黄连二两，炒研细末；大穿山甲一两，香油炒黄色，研细末；石决明一两，煅，研细末；槐子一两，微炒，研细末。四末共研极匀，炼蜜丸，麻子大。早晚二次，每服一钱，清米汤下。至重者四十日痊愈，再服后之完善丸，如疮口四边内有硬肉突出者，可加蚕茧壳二十个焙研末，和入前药内作丸。

完善丸（一名闭管丸）

凡患痔漏，曾服过退管、追管、消管等丸，其病已愈，诚恐久后不守禁忌，或食猪肝、番茄，纵欲、嗜饮烧酒炙烤，每致疮疤复发，务服此丸断根。

夏枯草十两，连翘（去心）五两，粉甘草节五两，金银花四两。共微炒，研细末。以山东净银花一斤熬浓汁，丸绿豆大，每早空心用淡盐汤送下三钱。若起漏三五年者，服两料痊愈；一二年者，一料全愈。此方康熙间浙江提督陈山凯先生传，屡用屡效，愚意欲于方内加柴皂角子三两。

○ 驱毒散（一名移毒散）

凡毒发于骨节间，或要紧处，此药能移上移下，此无残疾之患。

白及一两六钱，紫花地丁八钱，乌鸡骨六钱，明雄五钱，五倍子二钱，煅朱砂二钱，轻粉（炒过）二钱，熟大黄二钱，牙皂八分。共研末，以好麸醋调敷。毒之上截即移其毒于下截，屡试皆应，仍看人虚实服药。

○ 隔皮取脓法

凡患毒深远，刀难直取，并患者畏惧开刀，候脓熟时，用此法甚善，如脓不从毛孔出者，急用此药涂之，其不擦药之处，旁边绽出一洞，自会出脓，神效。

驴蹄皮（即脚底剔下者）二两，沙炒黄荞面一两，草乌四钱（刮去毛皮，研）。三味共研末，加食盐五钱，和极匀，米糊作薄饼，瓦上焙为黄色，再研细末，以好麸醋调匀。摊白纸上贴患处，其脓水必从毛孔而出，药上盖一草纸，待纸湿再换，纸燥水尽，其肿即消。

人中白散

治男女大小，烂嘴走马牙疳，并咽喉疼痛，瘅腐赤红、舌肿、齿臭映血、牙床溃腐等症。

青黛一钱，硼砂一钱，龙脑、薄荷各五分，人中白一钱，粉口儿茶一钱，元明粉五分，马屁勃五分，四六二分。共研极细末搽之。如症甚者，加牛黄三分、珍珠三分，其效尤捷。咽喉痛，芦管吹之，日三次夜二次。又方，治咽喉肿痛，生单双蛾子，用牙皂（切、焙）、生白矾、川连，三味等分，研细末，吹患处，即破。又方，真蟾酥细末，吹上亦即破。

蹲鸱丸

治男女大小颈项颏下，并耳之前后，结核累块，连珠疬瘰，又不疼不痛，或破微痛，皮赤溃烂，久不收口。年近者，一料收工；年远者，两料收工。

真香粳芋十斤，刮去皮，切薄片，晒极燥，不可用火烘炒，磨为细末，以开水丸梧子大，每服三钱，甜米酒送下。不吃酒者，米汤下，或切薄片，晒极燥，用酒送下亦可。并治喉癣疮。

又方，治小儿痰瘰神效。白僵蚕四两、甘草四两，炼蜜丸梧子大，每服四钱，白汤送下。

○ 治急慢喉瘅肿塞不通

盆硝四钱，白僵蚕（微炒去嘴）八分，青黛八分，甘草七分，蒲黄五分，寸香二分，马勃二分，四六二分。共细末。每用一钱，长流新水搅匀，吞下即愈，小儿三分。又方：治单双喉蛾，用壁上喜蛛窝（又名壁钱），取瓦焙干，研末，吹上即破。

○ 冲和散（一名赶毒散）

凡人环跳穴处及两膝附骨处，感风寒湿，皮面不热，漫肿无头，皮色不变，微觉酸痛挛拘，若不即治，变生贴骨等痈，难以收工，即用此药，驱寒逐湿，透出外络，提移他处出毒。即有成管成漏，亦能逐渐收工，屡用皆效。

紫荆皮（炒）五两，赤芍（炒）二两，香白芷（晒，不见火炒）一两，石菖蒲（切片，晒，燥，不见火研）两半，独活两半。以上诸药各依法制，共研细末。用好酒和生葱五茎，煎滚调敷，不必留顶，一日一换，以肿消不痛为度。

○ 秘授五灵丹

治一切天疽发背疔疮无名肿毒。

明雄、朱砂（研末）各二钱，真寸香三分，陀僧（研末）一钱，真蟾酥（用酒化烊）钱半。共前四味合研如泥，饭糊丸绿豆大。大人每服二分，小儿一分或半分，用葱汁少许，和米酒送下，以吐为妙。又将此药做锭子，凡一切无名疔毒、恶疮，用米醋调四围，若药干，以醋润之。

拔毒散

大黄，明矾，白及。共研末，鸡子清调敷。

棉花结毒，此丸一治遍身疼痛；二治流毒，起块即消；三治结毒破烂三四十年者，服此丸，永不再发。

用：百霜一两，白芷一两，槐米一两，大黄一两，辰砂六钱，海螵蛸一两，制白砒一钱四分，蜂房（炒焦）六钱，真蟾酥六钱，寸香三分，明雄一钱。以上诸药各依法制，各研细末，筛净再和研极匀。用黄米饭或黄米粉打，糊丸如绿豆大。每服人壮者三分，虚者二分。在上部用川芎五分，米酒引；在下部用怀膝、木瓜各五分，米酒引。服至三五钱，其痛即止；服至一两，其病痊愈。凡服此丸者，先取水杨柳根刮去皮，捣取汁一酒杯，冲热米酒饮下，待泄一二次，然后方可服此丸。

制砒法：白砒一两，捶成六块，醋浸一宿，以绢袋盛之，用箸一双，将绢缚于箸上，悬吊瓦罐内，绿豆三角同煮，一日为度，取出阴干，研磨听用。凡砒一两，煮好只有二三钱。

制蝉酥法：取公蛤蟆蝉二只，形长瘦者，是每只口内灌明黄一钱，以线封口，外用盐泥固封，白炭火煅，候烟尽为度，待冷取出，研末听用。大者每只约研末三四钱。

结毒穿鼻

龟板（用陈米酒炙三次，取净末）二两，九孔石决明（煅，童便淬，研取净末）二钱，朱砂（水飞过，研末）二钱。以上药各依法制，研和极匀。用黄米饭捣为丸，梧子大，每服一钱，用土茯苓三钱熬汤，和陈米酒送下。如病在上，食后服；在下者，空心服。倘服过硫黄者，以水芹菜煎汤服之，其毒自愈。

治悬痈初起方

此痈生于肛门前，肾囊后，初发如松子大，渐如莲子大，十余日即赤肿如桃李大。倘成脓即破，破则难愈，延久多成弱症，初起务宜急治。

用大粉甘草四两，截寸许长，取急流清水一斗碗，文武火漫漫蘸水炙之，水尽为度，将草劈开，看草中心有水润为止。如无水润，如法再蘸水炙。炙透捶碎，每服一两，用无灰米酒二饭碗，熬至一碗，温服。次日如法再服，服完消尽，如未消尽，再服一料，无有不愈，极有奇效。予曾治一人，年力少壮，患悬痈初起，如莲子一颗，三日之内，虽大如梅李，赤痛非常，不能行走。予用全蝎（洗去盐）二十个，净瓦焙，研细末，和胡桃肉二两，共捣极匀，用好米酒送下。一次服完，肿痛减其大半，又将先前服之方减半，连服二日，其患若失。盖治病原要审人虚实，毒发迟速而疗治，不必拘于灸甘草一法也。

○ 黑龙丹（一名收靥散）

横肉筋窠之间，因挤脓用力太过，以靥肉突出，如梅如粟，翻花红赤，久不缩入。此乃损伤气脉，捣极匀，涂疗上少刻，疗破流毒水而愈。凡生唇疗即看病者，大腿腕上有紫色筋起者，用银针刺血即愈。

○ 治疗疮方

白朱砂（研细末），调好醋敷疗上，半日可以连根拔出而愈。又方用活磁石末，调好醋敷，其根自出。

○ 飞龙夺命丹

治一切无名疗毒、恶疮神效。

真蟾酥（好烧酒，浸烊）一钱，真血竭二钱，乳香（去油）二钱，没药（去油）二钱，胆矾一钱，寒水石一钱，明雄二钱，铜绿二钱，轻粉五分，麝香三分，四六三分，朱砂钱半，金头蜈蚣（去头足）一条，蜗牛二十一条。先将诸药研细末，和蜗牛共加研极匀，用好酒打糊丸，梧子大，每服二丸，用葱白衣包好，以米酒送下。取厚被，盖一二时，再饮热酒，尽酒一醉，待药力到，自然发热出汗即愈，未愈照前再服。

○ 治火疔疮

胡椒二钱，细辛三钱，明矾三钱。共研细末，以鸡子清调敷。

治疔毒神方

黄麻梗内虫，以葱管稍收贮，吊在当风处令干，收磁瓶内，用时先将疔挑破，以麻虫少许，入于挑处，其疔即化为水矣。

○ 治疔疮

硼砂、硇砂、皂矾（要绿色明亮者）、食盐各五分。捣成粗渣，入铁铲搅干，炒至柳绿色为止，研细，磁瓶固收。用时以银针将疮挑破，见生血，即用银针蘸药入破处，以上面糊摊膏贴之，待二三寸香时候，黑者转为红矣，数日结痂而愈，挑破无血者不治。

治梅疮一服即消

真麝香分半，明雄钱半。共研极匀，入鸡子内，以纸封口，入砂罐，米酒煮熟，取出去壳。又再以米酒温热送下，用厚被盖好取汗，再以败毒清热之方，服三五剂。兼熬汤洗。

○ 治棉花癣遍身千头顽癣

鲜夏枯草五钱，轻粉一钱，槟榔（研末）二钱。共研极匀，敷三日效，十日愈，神效。又膏药方：松香一两，巴豆仁三钱，明雄三钱，白砒三钱。共捣饼。看疮大小敷之，三日一换，立效，如烂者不用诸药，以狗椒微焙，研末，摩上亦可。

○ 专治瘰痕头 (俗名脑疽)

频发不愈，并治疔毒初起，脓流不畅，贴之立能呼脓拔毒，消肿定痛。

真香油三两，蓖麻仁四十九粒，入油内熬枯，去渣。炼过松香八两，以生葱六两，和煮半日，取出晾干，研细末。公猪胆汁一茶杯，铜绿二两，研细。上将松子先下铜勺内，溶化时，再下香油、胆汁、铜绿熬极匀，入石臼内捣千余下，取出烘烊。即倾入冷水中，用手扯拔百余遍，其色愈拔愈绿，贮瓦钵内，盖好听用。看痕大小，以油纸摊贴，或用细布摊贴更妙。贴一次其脓自会倒拔，收尽痊愈，不必再换。

○ 二仙膏

治血瘕痃癖，于胁下腹旁，痞结攻冲疼痛时发者。

用大苋菜 (不拘红白)，连根取十斤，洗去泥，用河中清水熬汤两大钵，去菜渣，再买大鳖甲鱼一个，重六七两或十四五两者，以苋菜汤囫囵连甲骨煮烊成膏，惟齿不化，捞出不用，将甲鱼膏薄摊，晒燥，研末听用。取麻油半斤，熬至滴水成珠不散时，下甲鱼粉四两，如鳖粉不足，以铅粉添足，搅极匀成膏，瓦盆收好，用时或狗皮或细布褙壳摊贴，量痞大小，七日痞消，甚至两次，永不再发。

治疗疮走黄

一人生疔疮，误食猪肉走黄，法在不治，一医即着取芭蕉根捣汁饮之，立效。

治杨梅痈漏不拘远近皆效（景岳医统方）

土茯苓五两，银花一两，皂刺、川椒、牛蒡子、郁金、当归各五分，黑铅三两溶化，入水银五钱。乘熟擂为粉，作五分。听用时，后另入煎药。上咀片药，亦分作五剂，每剂水二盅，加葱一根，煎至一盅去渣，入铅粉一分，再煎至八分，空心服。上铅粉煎后，仍可取起，盖杨梅痈漏，多因服轻粉，积毒而成，此水银、花椒、黑铅，仍收轻粉之毒，从类而出也。此药每以五剂为一料，初服一剂要取微汗。取微汗法，先以银花或藤或叶一两，防风、荆芥、川椒各五钱，共熬汤二斗碗，于不透风处先熏后洗，自然汗出，即患二三十年，只用此四料四汗治之，无不痊愈。忌一切荤腥发物。

○ 又枯痔方，又治痔護肉（景岳方）

用川郁金、白及各一两，二药共细末。如患内痔者，后登厕时，痔翻出在外，即用温汤洗净，侧卧于床，其痔即出。用蜜水调药合式，以竹篦篦涂谷道四周好肉上，独留痔在外，以纸盖好药面上，良久，用后制枯痔药上于痔上。然后仍用温汤，以笔蘸于纸上润之，勿令药干散落。枯痔方：好白矾四两，朱砂（研细）钱半。上药各研细末，先将砒末，入于紫泥罐底，次将矾末盖之，用白炭火煅，令烟尽，其砒毒尽从烟出，为借砒气于矾内耳，取出待冷，研细末。看疮头大小，取矾末于掌中，入朱砂末少许，以水调稀糊，用竹篦篦涂痔上涂满。一日上三次，看痔头颜色焦黑为效，至夜有黄水出，切勿他凝，水尽为妙。至半夜上药一次，来日上药三次，有小痛不妨。如换药时，以碗盛温汤，用笔轻洗去旧药，更上新药，仍用前護肉药，间用荆芥汤洗之，再依前法涂四围，至二三日之后，黄水将出尽，可于药中加朱砂，减矾末，则药力即缓，二三日即可增减，渐渐取之，庶不惊人。上药全在看色加减，用药厚薄，方是活法。此药只是借砒之气，又有朱砂，能以解之，恐其有气血虚弱者，与夹有内邪者，当要兼证治之，不致有误。

○ 如神千金方，治痔无有不效 （景岳方）

用好信石（打如绿豆大）三钱，白明矾（研末）一两，飞丹五钱，全蝎梢（洗净瓦焙干，研）七个，草乌（光实者去皮）五钱。上先将紫泥罐用白炭火煅红，取下放冷，拭净先下矾末煅沸，次下信末，于矾内搅匀，文武火煅沸再搅匀，次看罐通红烟起为度，即将罐收掇下待冷，取出矾、信，研细末，再入黄丹、草乌、蝎梢同研极细末，净磁瓶固收听用。如要敷药，必先以甘草煎汤，或葱椒汤洗患处，然后用香油调前药，用鸭翎扫药于痔上。每日扫药三次，必出黄水如胶汁，则痔头渐消，其年远者不出十日可取净，近者俱化为黄水，连根去尽，再搽生肌药。

土红膏

治一切痈疽发背对口大毒，腐去深孔，洞见膈膜者，用此填塞疮口，自能生肌长肉。

大全归三两，白芷五钱，紫草二钱，粉甘草一两二钱。用香油一斤，将药浸七日，熬枯去渣。熬好时再下白蜡二两搅匀，再下血竭末四两，待冷，用轻粉末四两，搅极匀成膏。盖好听用，愈久愈好。凡疮口深陷，以新棉花蘸此膏塞之，自见神效，切不可加减，恐其不效。

金素丹（一名黄灵丹，昔王肯堂先生方）

治一切痈疽大毒、发背、对口腰疽、臂痈，死肉黑陷坚硬，臭气难闻。此丹搽之，上用膏药盖好，过一夜周围裂缝，与好肉分界，流肌活瘀（音瘀，肉色活也），色转红，疼痛稍缓，与腐肉自化自脱，不用刀钳剪割，而臭气亦无，神效之至。

用明矾六钱、白枯矾三钱、明雄黄二钱，共研细末，筛过，再研千余下，其色愈研愈鲜美，收净磁瓶内，勿染灰尘，凡去腐尽可用之。若新长肉上搽之，要痛片刻，一见脓水湿气即不痛矣，如良腐间混，必须先将金花散搽好肉上面，腐处再搽金素丹，自不见痛也。此丹用米糊打条子，亦可去轻浅不湾之管，屡试屡效。凡人生有盘根牙痈，毒势串沿，满口腐烂，其牙床骨竟有通身一扇脱落者，须用桑皮纸或棉纸条，压此丹在上，卷做纸捻式，塞于牙根旁，久塞可保不脱，如遇饮食可去药捻，日换数次，亦无妨碍。

○ 一人多于酒色得病

下部胀痛，二便不通，不能坐卧，服通利诸药不效。此非别症，正乃湿热之邪透入精道，壅塞坠路。故病在二阴之间，前阻小便，后阻大便。

用川楝子二钱，微寒以泻热；小茴二钱，温散邪湿；穿山甲（炒朱）二钱，引邪以出精道；黑丑牛四钱，理清气道。使邪正各分，取长流水煎服，一次通，二次愈。

○ 一人嗜饮烧酒，趁醉行房

酒毒入于前阴，阴头赤肿，烂如丝，其痛异常。

葛花四钱，大黄一钱，栀子三钱，前仁三钱。水煎服。连服五剂而愈。

○ 治小腹痛

小便赤，脉大有力，服凉药，不效者。此系湿热，渗入膀胱也。

茵陈五钱或一两，煎服而愈。

○ 男子遗精不止，六脉实大有力

此湿热渗入精窍，逼精外出不收。

黑丑牛（取头，研末）五钱，滑石二两，大黄二两，木香、槟榔、条芩各五钱，青皮五钱（盐水炒），陈枳壳五钱，盏沉香二钱，煅好青礞石五钱。共研细末，以清米汤打丸，如绿豆大，早晚空心服，以灯心淡盐汤各送三十丸或四十丸。

○ 治小肠气痛，诸方不愈

荞麦四两，葫芦巴（米酒浸透，晒干，勿炒）四两，小茴（米酒炒）一两。共研细末，米酒糊丸梧子大，每次一钱，空心以淡盐汤送下。服至两月，大便必有湿热之物泄下，如脓者方效。

○ 治小腹痛，脉有力

服温补药更甚者，乃热滞膀胱也。

黑丑牛三钱，香附四钱，建泽泻（盐炒）五钱，小茴（盐炒）五钱。共研细末，白汤送下或稍加米酒亦可。

○ **子龙丸**（一名妙应丸。即陈无择之控涎丹也）

治人忽患胸背手足，腰项筋骨牵引钩痛，走易不定，或手足冷痹，气脉不通。此乃痰滞在胸膈上下，误认为瘫痪，非也。并治喉中结气，状似梅核，倏有倏无，冲咽闷绝，即便身或起筋块，如石如栗，皮色不变，不疼不痛，但觉酸麻，或自溃串烂，流水如涎，经年不愈，有管漏。此乃痰滞经络所致，常服此丸自愈。

甘遂用清水浸，去绿水，一日一换，七日为止，晒干去心，研细末；大戟去皮，晒干，研末，忌火炒；白芥子，炒。三药等份，共研极匀，用神曲糊丸，梧子大或蜜丸亦可。临卧时以淡姜汤送下五七九至十丸。痰猛者，加数丸。如脚气加槟榔、木瓜、松节、卷柏各二钱，煎汤下。惊痰加朱砂二钱，全蝎三个，洗去盐冲汤下。惊气成块加穿山甲（炒珠）钱半，制鳖甲二钱，延胡索、蓬术各一钱，煎汤送下。热痰加盆硝二钱，冲汤下。寒痰加胡椒、丁香、干姜、肉桂各一钱，煎汤下。

李时珍曰：痰涎为物，随气升降，无处不到。入心则迷，成癫痫；入肺则塞窍，为喘咳背冷；入肝则膈痛干呕，寒热往来；入经络则麻痹疼痛；入筋骨则牵扯钩痛；入皮肉，则瘰疬痈肿。陈无择《三因方》，并以控涎丹主之，殊有奇效，此乃治痰之本。盖痰之本，水也，湿也，得气与火则结为痰。大戟能泄脏腑水湿，甘遂能行经隧水湿，直达水气所结之处，以攻决为用，白芥子能散皮里膜外痰气，惟善用者能收奇功效也。

取鼻中息肉

取藕节毛处一节，煅存性，研末，吹上其肉，敛缩而脱。

一法以枯矾和猪脂捣丸，以绵裹塞鼻数日，息肉随药而出。一方治人年四十余，忽患鼻中息肉，生满不通，面黄不欲饮食，时而作热恶寒，用真硇砂，和枯矾末吹上一二时，其肉化水而下，一日二次，三日化尽而愈，神效。

○ 治鼻渊脑漏

时下黄水不止，或作臭气，六脉有力，此系实热上冲之攻。

经过霜老丝瓜藤近蒂者三尺，取八两，切断焙干，研细末，以白开水打丸梧子大。每日早晚空心，用白汤送下，服完自愈。倘服此觉好大半，未收全功，再依前法制半料服之，自可痊愈。

又方，用藿香五钱，煎汤一中碗，取公猪胆一个，将胆汁倾入药汤内，搅极匀，盖好，待夜睡熟时将病人唤醒，即将此药饮下，略坐再睡，连服二三剂自愈。

○ 治滚汤火烧方

瓦楞子煅过，研细末，配四六少许，湿烂处干糁，干燥处和香油调搽自效。

又方，用刘寄奴研细末，以香油调搽。凡受火烧汤烫，破烂疼痛者，急用陈年米酒，微温，取鸭翎扫上即安。

取痔管

明矾，碱。二味化水，和风化石灰，研细末搅匀，再以绿豆粉成锭，插入孔内。

又取外痔方，用碱水芫花汁，浸细丝线一日取出，阴干，栓痔。

○ 取痣及一切赘瘤息肉并脚上鸡眼，神效

桑柴灰（白的）升，风化石灰升。采新鲜威灵仙升半，熬浓汁，淋入二灰内，滤汁成膏，听用，点上即效。

玉容散

朱砂、干胭脂、官粉各三钱，樟脑五钱，乌梅肉五个，川芎少许。共研细末，临卧以津涂，过夜洗去。

○ 开膈化痰丸

大荆州半夏择大者一斤，用姜汁水浸七日，白矾水浸七日，芒硝水浸七日，牙皂水浸七日，浸满后，再以白矾、芒硝煎汤浸，一日一换，七日止，晾燥研细末。加苏薄叶（细末）六两、炙草三两，共研细末，炼蜜丸梧子大。每次二钱或三钱。忌厚味。

○ 治酒病小腹胀痛

大便不通，脉或缓弱或迟而无力，或稍大而空，舌黄苔或舌淡白。

巴豆仁（取霜）一两，白古月五钱，广木香三钱，厚朴四钱，吴茱萸（以开水泡去苦水，姜汁炒）二钱。共末，米糊丸，梧子大。每服七丸或九丸或十一丸，姜汤送下。

气痛方

蛇床八两，每两加大穿山甲（炒珠）钱半，共研细末，饭丸绿豆大。每次二钱，米酒送下。不饮酒者，开水酒饮下。

○ 痰火脚方

全当归三钱，加皮三钱，骨风三钱，地风三钱，牛膝三钱，盖皮三钱，千年健三钱，甜桂（取心）二钱，虎骨二钱，猴骨三钱，首乌三钱。好酒煎服。

○ 风湿麻木

沙参三钱，当归三钱，者胶三钱，羌活三钱，防风二钱，川膝三钱，千年健三钱，骨风三钱，加皮三钱，杜仲（炒）三钱，苍术二钱，地风三钱，桂枝二钱，法半二钱，陈皮钱半，米酒引。

治男女大小尾尻骨时痛时止

此系风邪入于骨节间也。

鳖甲（酒炙）五钱，白术（土炒）四钱，安桂（取心）三钱，大全蝎（酒洗）七个，怀膝（盐酒炒）三钱。水煎，酒引，空心服。

○ 治大腿股内酸痛

难以行动，六脉空无力，并无表里寒热之症，此风邪入于筋骨也。

北条参五钱，箭芪三钱，真虎胶（切薄片，分二次入药汤，搅匀服）二钱，茯神三钱，当归三钱，怀膝三钱，安桂一钱，续断三钱，杜仲（炒）三钱，枸杞（炒）三钱，白蒺藜（生，去刺）五钱，米酒引。三服全愈。

○ 治手膀受风寒作痛

服麻黄、桂枝不效。服此方十剂全愈。

北条参四钱，箭芪三钱，大熟地一两，茯神三钱，当归三钱，枸杞三钱，白蒺藜（生，去刺）八钱，续断三钱，加皮三钱，羌活三钱，真虎胶（切片，分二次入药内，和服）三钱，米酒引，厚杜仲三钱。如脚痛加怀膝二钱。

○ 治肚脐痛方

北条参（米炒）四钱，焦术（土炒）二钱，茯苓二钱，橘核（盐酒炒）三钱，僵蚕（炒）三钱，大全蝎（洗净去足，研末）二个，炙草二钱，陈皮钱半，法半钱半，白附子（麦包煨熟）钱半，乳香（去油）钱半，红枣三枚，煨姜三片为引。

○ 治缩阴症方

一男子年三十余，患此症，即以母丁香三粒、安桂三钱，咀烂吞下，又用川椒四钱、生姜一两，熬好酒三茶杯饮下，可以见效，随服后方。

洋参三钱，焦术五钱，白蔻二钱，安桂三钱，母丁香三钱，制附片四钱，干姜三钱，茯苓三钱，小茴三钱，吴茱萸三钱，制香附三钱，炙草五分，米酒为引。

○ 鸡肝散

治小儿作疳，肚大青筋，一切虫症，面黄肌瘦，大病后虚肿等症。

大雷丸一两，生苍术（切片）二两，使君子一两五钱。三味共入净瓦缸内，煮半日，取出，去苍术不用。将雷丸切薄片，晒干，或净瓦焙干，将使君子去壳穰，取肉晒干，或净瓦焙干，和雷丸君肉，共研细末。用时取母鸡肝子一个，用白胡椒、白蔻仁、高良姜（切片）、砂仁（去衣）、甜安桂（取心）、红豆蔻、母丁香各一钱，肉豆蔻（面煨去油）一个，共研细末。好无灰汾酒，或绵竹顶高大曲，用二斤洋白砂糖五两，鸡子清四个，清水一中碗。如法制好，听用。

○ 开闭丸，治大便寒闭（集注方）

巴豆一两，取霜研极细末，神曲糊丸，小绿豆大，外用制硫黄、制附片、法半夏、砂仁、白蔻仁各三钱，共研细末，滚衣。以吴茱萸一钱，浸去苦水，煎淡汤送下七丸或九丸或十一丸，量用。

○ 治肿病重按不起者

明雄二两，巴豆（取霜）六两，取公土狗（小者，是公的）七个。入生竹筒内，外以草火烧熟，待干取出焙干，三味共研末，用好麸酒醋丸，绿豆大。空心以白汤送下二十丸或三十丸。

治便毒初起，七日内者可服

归尾二钱，白芷钱半，赤芍二钱，木鳖肉四个，僵蚕钱半，穿山甲（炒珠）二钱，大黄三钱，生甘草五分。水煎，空心服。

○ 塘栖痧药方（一名平安散，又名平安万应丹）

治男女大小四时杂染时症，并夏暑受症发痧。

茅山苍术（米泔水浸洗净，焙干）三两，丁香六钱，明天麻（切片焙干）三两六钱，大黄（焙干）六两，麻黄（去节）三两六钱，寸香五分，粉草（去皮，微炒）二两四钱，明雄（细末水飞）三两六钱，朱砂（水飞）三两六钱，蟾酥九钱。以上各依法炮制，共研细末。用顶细箩筛筛净细末，以清米汤打丸白芥子大，朱砂为衣。大人十一丸，小儿五丸，半大者七丸，俱用白汤下。

人马平安散，治暑天发痧

朱砂二钱，大黄钱半，硼砂钱半，火硝一钱，四六二分，寸香二分。共研细末，或吹鼻内，或调水服。

治蛇伤，昏闷欲致死者

明雄五钱，溏心五灵脂一两。共研细末。好酒调服二钱，仍用此末敷患处，半日候，再即服一次即愈。

又方：香白芷（研末）二钱，麦冬（去心）一两。煎浓汤调服，顷刻，伤处流出黄水，待肿消皮合自愈。

治重物压打

凡人手足肩背，被重物压打，青肿紫赤，血痕疼痛者。

真苏木二两，煎浓汁，磨真降香涂之，不可落水，连涂数次，其肿消散即愈，神效。

误断指头

真降香细末，搽之，以丝棉包好七日，切不可落水、冒风，亦不必再换，一次即愈。

治竹木刺肉内不出者

煨鹿角，以湿纸数层包煨取晾干，研细末，以水调敷上立出，久者不过一夕即出。

治磁锋嵌脚

三角白果（去壳衣并心），不拘多少，浸菜油内，用时取起捣饼贴患处，再易而愈。如多年者，三次即瘥，初起者，生白果肉捣烂，罨伤处亦效。

○ 治乌龙刺签脚底救急方

乌龙刺即火把焦刺，陷入泥中，人若误遭签踏，比蛇咬更毒，从脚肿至大腿，犹可救，若肿至肚腹无救矣。

人龙数条，人龙即腹中蟪虫也，捣敷患处即消其肿，而刺亦即出。恐无人龙，即取五谷虫，捣敷亦可。

治许学士治历节诸风走痛

大川乌（去皮，焙，研末）二钱，黑豆（炒）三十粒，大全蝎（酒洗净）二十一个，寸香二分五厘。共研细末，粉糊丸，绿豆大。每服十丸，温米酒送下。

退管神方

不拘远近，或一二十年，俱经试验，立愈。

取庙宇内陈年废琉璃底（以麦麸炒透，研末）三钱，辰砂（水飞）一钱，人指甲（麸炒，研末）一钱，虫退（炒）钱半，乳香（去油）八分，没药（去油）八分，象牙末（另研）一钱，枯矾八钱。上药八味，共研细末。用黄蜡三钱溶化入药末，于内搅极匀，乘熟作丸绿豆大，初服三十粒，逐日加一粒，至三十六日止，以无灰米酒送下。如患身上者，用川芎八分入酒内；在下身者，加怀膝一钱入酒内。远年者服一料，痊愈，年近者半料收工。忌食葱百日。

○ 一人发黄疸病

面色黄，饮食少，每日早起吐黄痰水数碗方止，小便短赤，此胃热也。

大黄三钱，川莲二钱，胆草二钱，黄芩三钱，栀子三钱。水煎服，灯心引。

因胃热牙痛，六脉洪而有力，小便赤热

大生地五钱，酒军二钱，青皮一钱，枳壳钱半，法半钱半，防风二钱，荆芥二钱，胆草三钱，槟榔钱半，知母二钱，细辛三分，石膏二钱，灯心引。

骨鲠不下

南硼砂一块，含化咽下，其骨随汁脱然而下。

又方，治颊脱落，口含乌梅一个即上。

○ 治男女大小便不利，面色黄，并一切积滞

黑白丑牛各四两，槟榔一两，铃见茵陈五钱，三棱、莪术各五钱，牙皂五钱，大黄四两。共末。醋丸绿豆大，五更空心服，每次三钱，冷茶送下，一方无大黄。

○ 胶红饮

治妇人老少，骤然血海大崩不止，名曰倒经。速投一剂，其崩即止。犹然发热，即以六安茶叶煎服一次，身热即退。

陈阿胶一两，全当归一两，冬瓜子五钱，红花八钱。以天泉水煎，其渣再煎二次服。一年迈妇患此，服此方一剂崩止，后服六君子汤加当归、白芍而愈。此方系浙江臬宪李公传治曾授常中丞幕友王，遇年伯母年七旬余，偶患此症，诸药不效，以前方投服痊愈。又治老妪倒经，极多神效，后又见少妇大崩不止，屡服补药不效，血流反多，汤饮不下、昏晕，势在危笃，余于此方减去红花四钱，投之立效，依法调理而愈，书此知由来也。

○ 乌须方

大五倍子（炒黑存性）五钱，旱莲草（炒存性）二钱半，白及（炒存性）二钱半，上灰面二钱，胆矾五分，食盐少许。上将梧子、莲草、白及，依法制细末，各取净瓶另收。临用取好武夷茶熬浓汤，先将须趁熟洗二三次，使须上油腻净时，再取武夷茶叶一两，煎取浓汤和前五味入新取未见油铜勺内，熬成稀糊，用竹片调敷须上，上以青菜叶盖好，过夜又以茶汤洗去，其色似金。如法再上再洗，须必如墨。其须少者上二次，可经一月或四十日；须多者上三次，可经一月，上后任滚热水洗皆不能变。又方加炒糊米五钱，乌梅肉（焙枯存性）五钱。

○ 小便闭塞不通

洋参（蜜炒）二钱，箭芪（酒炒）三钱，茯苓（去皮）二钱，石莲子五个，白石韦二钱，甘草梢一钱，白芷二钱，寸冬（去心）三钱，枯芩（炒）二钱，瞿麦二钱，地榆（炒）二钱，全归三钱，前仁二钱，煨姜三片，侧柏叶二钱引。

○ 止血定痛方

取未生毛小老鼠儿五个，和大黄六钱、轻石灰六钱，共捣极烂为泥，作薄饼，晒干，研细末，擦患处，血即止不痛。

○ 治鼻血不止妙方

凡人忽患鼻中流血不止，或用物塞住两鼻孔，其血或从两眼、两耳、口中来者，即着人将病人后脚跟大筋处用力捏住，其血立止，男左女右。

卷之八

　　夫伤者，损也，或伤其穴道，伤其骨，伤其筋，伤其皮肤，总关乎气血。所以治伤科者，调和气血，疏通滞结，使气血和，脉络通，自然见效。若专以攻破为事，后有难愈。以后所著各方，按其图形穴道，斟酌调治。况打伤之药，原不一定，务在临时细心分辨可也。其余草药，与药铺不卖之药，各自预为办好，收好听用，勿待临时束手不就。

全身方

　　归尾、生地、槟榔、赤芍四味为主，余药看症加减。如头痛，加羌活、防风、白芷；胸前，加枳壳、桔梗、菖蒲；腕中，加良姜；在两太阳，加柴胡；两肋，加龙胆草、青皮；腰，加杜仲、故纸、大茴；背上，加乌药、灵仙；两手，加桂枝、五加皮；肚角如有患，加青皮、白芍；两脚，加牛膝、木瓜、加皮；如肿，加泽兰；伤久，加桃仁七个、苎麻（烧灰存性）一钱、童便一盏，水酒各半煎服；大便不通，加大黄；小便不通，加车钱、木通；伤粪门，加木香。

药方要知

　　全当归多破血、少活血，桃仁破血，防风散表，荆芥散表，生地多破血、凉血、少生血，枳壳宽胸行气，香附利气，乳香、没药止痛止血，木香顺气，白芷散表，泽兰补损行气，乌药顺气，麻黄发散，羌活散表，白芍化热血，赤芍破血，独活散表通气，牛膝通关节，桂枝发散，薄荷散表，茜草散死血，陈皮行气，然铜接骨，甘草通筋，能麻止损，两宝去热、风、毒，胆草散热血，灵仙补损散血，柴胡发散清热，丹皮行血，良姜散凝血，青皮行气，续断补损，木瓜通足气，干姜辛散祛寒积，肉桂化气活血，车前利小便，神曲化食去滞，山楂化肉滞，木通利小水，大黄去滞、清热、下行。

左盆弦（即弦骨也）

碎补、续断、秦艽、杜仲、细辛、川芎、当归、广皮、桔梗、乌药、肉桂、甘草。如膀胱疝气痛者，加小茴、乳香、没药、血竭。

左脚骨碎（即旋螺甘）

桂枝、乳香、没药、碎补、加皮、续断、白芷、秦艽、南藤。外搽药，乳香、没药、龙骨醋煅，研末，共和鸡子清，捣烂敷患处。

右脚骨碎

法半、虎骨、南藤、红花、归尾、秦艽、续断、青皮、桂枝、松节、甘草。外搽药，乳香、没药、虎骨、赤石脂、儿茶，和鸡子清调敷患处。

脱左脚腕骨

归尾、川膝、木瓜、苡仁、乌药、桂枝、腹毛、甘草。

右脚腕骨

细辛、川膝、归尾、桔梗、白芷、广皮、腹毛、南藤、秦芄、熟地、桂枝、碎补、续断、苡米、甘草。如伤筋，加五加皮、丁香、肉桂为末，酒调敷。

左 夹

红花、肉桂、桂枝、秦芄、枸杞、归身、生地、乌药、桔梗、广皮、北芪、杜仲、槟榔、法半、甘草。

右 夹

青皮、枳壳、青木香、首乌、白芷、碎补、槟榔、法半、桔梗、生地、乌药、桂枝、红花、茯苓、当归、甘草。

左手膀

土鳖、广皮、桂枝、山药、智仁、归尾、南星、熟地、桔梗、碎补、虎骨、干姜、甘草。如骨节疼痛寒战者，加青皮、丁香、寸香、荷叶上小绿蛤（酒炙）、龟板，酒冲服。

右手膀

加皮、归尾、青皮、陈皮、桂枝、续断、秦芄、川芎、桔梗、肉桂、附片、甘草。如痛潮热，加山楂、麦芽、柴胡、法半。

左 肘

桂枝、陈皮、生地、秦芄、莪术、赤芍、茯苓、首乌、归尾、土鳖、虎骨、乳香、没药、皂角刺、甘草。

右　肘

常山、归尾、乌药、桔梗、桂枝、秦艽、土鳖、加皮、芡实、首乌、广皮、木香、南藤、枳壳、白芷、甘草。

左手脉

归尾、槟榔、青皮、松节、山药、茯苓、三七、虎骨、血竭、乳香、没药、石螃蟹、凤凰壳。酒煎服。

右手脉

先以韭菜捣敷，以冬瓜煎汤洗。

皂角刺、槟榔、桔梗、紫苏、首乌、白芷、碎补、枳壳、归尾、广皮、秦艽、钩藤、没药、乳香、甘草。酒煎服。

左虎口

先以真三七热水泡揉，切长片敷患处，随取铁扫帚咀敷。

青皮、土鳖、乌药、首乌、归尾、松节、柴胡、法半、羌活、独活、桔梗、芡实、茯苓、血竭、乳香、没药、甘草。酒煎服。

右虎口

归尾、茯苓、广皮、南星、吴曲、松节、秦艽、桔梗、首乌、桂枝、乌药、明雄、紫苏、白芷、碎补、乳香、没药、甘草。酒煎服。

左太阳

箭芪、当归、川芎、杜仲、菟丝子、山药、茯苓、广皮、干姜、南星、虎骨、木香、沉香、加皮、碎补、血竭、没药、乳香、甘草。如昏迷，加柴胡。

右太阳

归身、青皮、独活、羌活、柴胡、川芎、细辛、山楂、肉桂、箭芪、续断、朱砂、碎补、石脂、扁豆、木香、甘草。

鼻　梁

用绿豆敷两边，三七捣敷正伤。

寸香、广皮、归身、熟地、茯苓、肉桂、细辛、白芷、箭芪、乌药、槟榔、桔梗、山药、加皮、甘草。

脱牙关

以手拍揉，上用布包好，桑叶汤时浸。

土鳖、螃蟹、川芎、当归、广皮、秦艽、肉桂、羊血、茯苓、箭芪、松节末酒引。

左雁翅

柴胡、白芷、虎骨、细辛、桔梗、杜仲、故纸、秦艽、归身、碎补、乌药、智仁、肉桂、附子、甘草，酒引。

右雁翅

虎骨、沉香、加皮、当归、血竭、广皮、血丹、紫粳、羌活、独活、白芷、续断、碎补、法半、肉桂、桔梗、红花，酒引。

左 背

血竭、三七、法半、苍术、故纸、杜仲、秦艽、桔梗、乌药、广皮、甘草，姜汁引。

右 背

木香、血竭、菟丝子、紫苏、陈皮、杜仲、故纸、独活、续断、碎补、秦艽、细辛，浮麦引酒煎服。

连 贴

法半、川芎、山柰、当归、茯苓、肉桂、陈皮、细辛、山药、朱砂、沉香、木香、没药、乳香、然铜、羊血、甘草。

分井骨

用大全归捣饼敷。

当归、寄参、肉桂、箭芪、白芷、杜仲、故纸、川芎、虎骨、木香、陈皮、沉香、附子、甘草、人中白、刀豆子。

左 腰

伤此则大笑。

当归、川芎、熟地、杜仲、槟榔、脚草（即胆草根也）、桔梗、苏梗、陈皮、独活、血竭、乌药、山药、茯苓、加皮、芡实、没药、乳香、甘草。

右　腰

肉桂、附子、蝉蜕、归身、生地、加皮、寄参、青皮、桔梗、乌药、秦艽、茯苓、腹毛、菟丝子、凤凰壳、甘草。

腰　中

青皮、陈皮、杜仲、故纸、血竭、紫苏、红花、桃仁、当归、熟地、碎补、续断、桔梗、小茴、南藤、贝母、法半、三七、甘草。

左　腿

桂枝、茯苓、枳壳、南藤、苡仁、陈皮、碎补、茄根、虎骨、乳香、没药、秦艽、续断、加皮、归尾、甘草。

右　腿

茯苓、苏梗、茄根、归尾、细辛、桔梗、南藤、南星、苡仁、粟壳、扁豆、乌药、血竭、菟丝子、甘草，酒引。

左膝腕筋

枸杞根、鹿筋、脚草、南藤、寄生、血竭、紫苏、归尾、法半、陈皮、苡米、朱砂、加皮、碎补、乌药、续断、芡实、甘草，红枣引。

右膝腕筋

小茴、归尾、槟榔、虫退、白芷、白术、苍术、血竭、桂枝、肉桂、加皮、碎补、续断、儿茶、川朴、紫苏、甘草，酒引。

左脚跟

茄根、茯苓、山药、三七、陈皮、川朴、归尾、桔梗、寄生、乌药、秦艽、血竭、甘草、刀豆。

右脚跟

木香、苡米、白芍、陈皮、归尾、桔梗、生地、川朴、苍术、桂枝、肉桂、秦艽、南藤、续断、虎骨、杏仁、白芷、法半、灵仙、甘草。

伤两耳

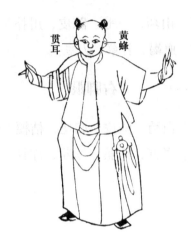

贯耳　黄蜂

　　又名开空穴。其伤通两足筋之管，晕死在地，要拿沟子，穴必活。服药：灵仙一钱，虎骨一钱，当归一钱，木通钱半，山药二钱，木香八分，茯苓一钱，腹毛一钱，耳草钱半，胆草二钱，川芎钱半，白芷稍一钱二分，童便引，酒熬服。

太阳伤血窜两目

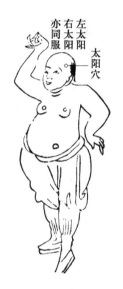

晕死在地，目中出血，服七厘散。

取上三七一钱，山羊血一钱（无山羊血，土鳖亦可），朱砂八分，虎胫骨一钱，琥珀一钱，然铜一钱二分，血竭一钱，人中白一钱，沉香一钱，红花一钱。共为细末，好酒调服。

又用点眼药方。珍珠一钱，玛瑙一钱，滑石一钱，甘石一钱，硼砂一钱，乳香一钱，寸香二分，荸荠粉一钱（蜀人谓之慈菇也）。

伤两胁

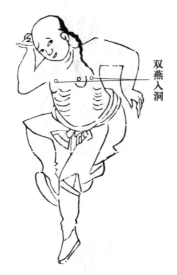

双燕入洞

　　此名双燕入洞，看他左右四肢无力，黄瘦，吐血，半身不遂，血气走于七孔，探他两家缘由。即服此方：桂枝钱半，陈皮钱半，半夏一钱，羌活一钱，紫苏一钱，青皮半钱，桑白皮一钱二分，腹皮一钱，茯苓一钱，木通一钱，柴胡钱半，赤芍一钱，甘草三分。酒煎，姜汁少用，童便一小杯，对药服。

　　即再服后方：官桂五分，橘红一钱，丹皮一钱，腹皮一钱，桑白皮一钱，青皮一钱，没药（去油）一钱，红花一钱，桃仁七粒，茯苓钱半，乳香（去油）一钱，木香六分，桂枝一钱，秦艽一钱，半夏一钱，赤芍一钱，柴胡一钱，鳖甲（炙）一钱。酒煎，建莲引。

　　即再服后方：北条参五钱，茯苓二钱，三七一钱，银花一钱，红花一钱，苍术一钱，藕节引。酒煎服。

　　伤左右胁，亦即服药方：川芎一钱，桃仁七粒，沉香一钱，木香六分，血竭一钱，朱砂五分，甘草五分，栀子一钱，秦艽一钱，童便引。酒煎服。

伤牌骨

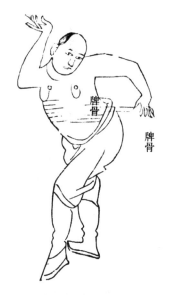

牌骨

牌骨

或拳打，或棍打断者，急宜服此：木香一钱，天花粉钱半，龙骨（煅）一钱，母皮一钱，红花一钱，然铜一钱，川乌一钱，独活一钱，牛子一钱，乳香（去油）一钱，没药（去油）一钱，桃仁七粒。酒煎服。

又敷药方：栀子十个，花椒钱半，蚯蚓（葱地内的）五条。

又再服七厘丹：血蝎一钱二分，人中白一钱，三七一钱，乳香、没药（去油）各钱，朱砂一钱，石耳（炒）钱半，木香一钱，茯苓、然铜钱半，紫草茸一钱，当归钱半，生地二钱，虎骨一钱。共细末，鲜肉汤调服。

后再看病人如何，身热再服药：紫河车一钱，乌药一钱，白芷一钱，神曲一钱，枳实一钱，砂仁钱半，连翘钱半，官桂钱半，橘红一钱，茯神一钱，三七一钱，茜草一钱，熟地四钱，广皮一钱，青皮一钱。共为细末，鲜肉汤调服。

挂榜大穴伤者

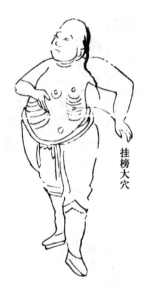

挂榜
大穴

其人通身麻痹，或寒热，伤肝腹内积血成块，四肢无力，必须服药。大黄一钱，红花一钱，苏木一钱，木香六分，泽泻一钱，陈皮一钱，桃仁十个，当归钱半，土鳖一钱，寄生钱半，骨风一钱，木通一钱，苡米钱半，甘草三分，姜、酒引。水煎服。

再服：生地二钱，砂仁钱半，箭芪钱半，赤芍一钱，红花一钱，肉桂一钱，白芍一钱，茯苓一钱，山药一钱，乳香、没药（去油）各一钱，甘草二分，福元五枚，酒引。水煎服。

如伤右凤尾穴

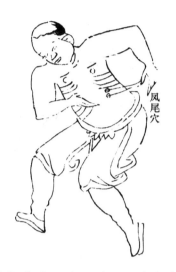

凤尾穴

血气不行，膝腿疼痛，人又肿，必定打断凤尾翅者，积血有余，大便不通，身体不和，急服药。木香五分，虎骨钱半，升麻五分，肉桂六分，木通一钱，土鳖六分，山甲一钱，乳香、没药（去油）各一钱，五龙草一钱，桑寄生一钱，甘草二分，干葛一钱，半夏一钱，故纸钱半，加皮二钱，鹤膝风钱半，藕节、米酒引。水煎服。

又敷药方：乳香、红曲、土鳖、五龙草、葱麻根。用糯米饭共捣烂敷上，其效如神，量轻重用药。

再服方：箭芪钱半，土鳖、红花一钱，麻骨（即麻梗也）一钱，木通五分，续断钱半，肉桂五分，生地三钱，加皮一钱，虎骨一钱，甘草二分，童便、酒引。水煎服。

点双燕入洞下

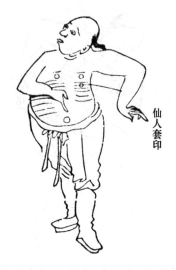

仙人套印

名为仙人套印穴，呼吸疼痛，急宜服此方。

青皮一钱，鳖甲钱半，柴胡一钱，红花一钱，苏木一钱，乳香（去油）一钱，没药（去油）一钱，土鳖一钱，陈皮一钱，半夏一钱，槟榔一钱，当归一钱，生地二钱，童便、藕节引。酒煎服。再服七厘散，见太阳穴，重四剂，轻二剂。

伤鼻梁

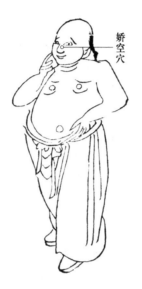

娇空穴

名为娇空，又名架梁穴，服此方。

当归二钱，白芍钱半，北芪钱半，甘草二分，青木香一钱，白芷一钱，管仲一钱，红花钱半，茯神二钱，香附米一钱，米酒、灯心引。

伤在鼻上

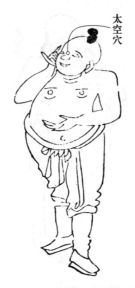

太空穴

名为太中穴，乃死穴，服方。

香附米钱半，桂枝一钱，红花钱半，苏梗钱半，泽兰钱半，半夏一钱，升麻一钱，白芷一钱，陈皮一钱，甘草一钱，葱、酒引。

伤鼻下

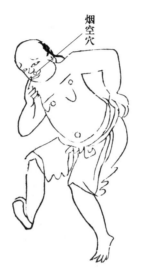

烟
空
穴

名为烟空穴，血不止，即服此方。

血竭一钱，茜草一钱，桔梗一钱，独活一钱，杜仲一钱，白术一钱，红花一钱，连翘一钱，葱、酒引。

伤舌咽穴

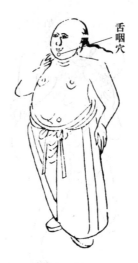

伤舌咽穴，乃小穴，服平胃散。

苍术一钱，陈皮一钱，厚朴一钱，甘草二分，加皮一钱，香附钱半，砂仁钱半，好米酒引。水煎服。

伤牙腮

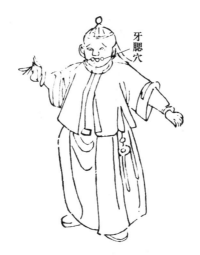

伤牙腮，乃小穴也，看他左右，右者移掇于右，左者移掇于左，服药方。

铁马鞭一把，碎补一补，加皮一钱，桑寄生一钱，金不换七叶，连麻活血丹一钱，麻骨钱半，牛膝一钱，胆草一钱，泽兰钱半，人中白一钱，酒引。水煎服。

草①三分、紫草一钱、糯米（炒熟）一角，共末，蜜丸梧子大，早晚酒引。

---

① 草：此前疑有遗失。

伤胃腕

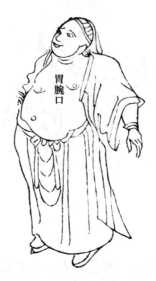

胃
腕
口

名人空穴，又死穴，血气并出，晕死在地，看他血吐不住，气往上逼，要用擒拿。

服药方：飞朱砂五分，山羊血八分，木香八分，陈皮一钱，桂枝一钱，橘红一钱，血竭一钱，赤一钱，半夏一钱，青皮一钱，石脂一钱，甘草一分，童便、酒引。

伤项圈、凤膊

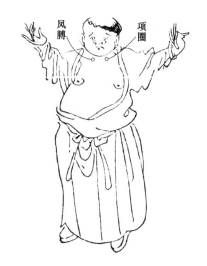

伤项圈、凤膊，乃小穴，至项与膊，必要移掇，用服药方。土鳖十个，红曲一把，花椒一钱，加皮一钱，韭根一把，葱一把，老姜一块，胡椒一钱。用酒调服。

又服药方：土鳖一钱，红花钱半，乳香、没药（去油）各一钱，木香八分，虎骨钱半，鹿筋二钱，甲珠一钱，红枣三枚，米酒少许引。

伤心窝

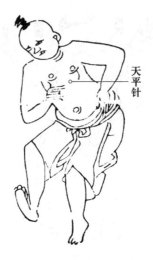

天平针

　　为天平针大穴，此所以心为主，口中吐出血，心中如刀割，不食不饮，冷汗不止[1]，夜间烦躁，伤命只在旦夕，探二家之缘，不可包治。服药后，看他缘法，有效再治。方：金沙三钱，银朱三分，虎骨一钱，血竭一钱，山羊血一钱，然铜八分，人中白（煅）一钱，甘草二分，灶心土、米酒引。

　　若药无效，心痛略止丝毫，再服药有效，不可歇手。方：朱砂一分，沉香一钱，当归一钱，红花一钱，三棱一钱，莪术一钱，官桂八分，麦冬一钱，枳壳一钱，龙骨一钱，神曲一钱，甘草二分，橘红一钱，酒、姜引。

　　效，又再服方：当归一钱，生地二钱，杜仲一钱，半夏钱半，良姜一钱，茯神一钱，丹皮一钱，木香四分，甘草二分。好酒熬服。

---

　　① 止：原为"上"，据文义改。

伤心窝下

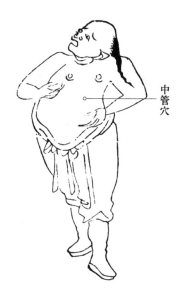

中管穴

为中管大穴，胃与肠肚，吃饮食不纳，气往上逼，两旁不通，服方。朱砂一钱，乳香一钱，枳壳一钱，厚朴一钱，砂仁一钱，白芷一钱，茯苓一钱，云皮一钱，故纸二钱，黄花一钱，甘草二钱，福元五枚。酒、水煎服。

再服方：白僵蚕一钱，焦术钱半，管仲一钱，紫苏一钱，苏薄荷五分，大茴一钱，小茴一钱，木通一钱，甘草二钱，红枣引，酒引。熬服。

服之后，看他呕不呕，如不呕，效。即再服方：黄芪一钱，桔梗一钱，木香八分，粟壳一钱，附子一钱，茯苓一钱，丁香五分，龙骨一钱，枳实一钱，甘草二分。好酒熬服。

不呕，再服：香附钱半，木香六分，连翘一钱，加皮一钱，红花一钱，乳香一钱，没药一钱（二味去油），陈皮一钱，故纸一钱，甘草钱半，童便、酒引。

伤肚脐

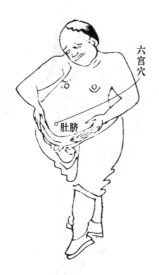

名为六宫穴。伤者，看他轻重如何，汗如雨下，血吐不止，周身麻痹，腹中疼痛。伤五脏六腑者，上吐下泄，两气不接，不可乱医，急宜服药。人参五分（如无以条参五钱代之），生地二钱，红花一钱，薄荷五分，桔梗一钱，乌药一钱，故纸二钱，乳香，没药各一钱半（去油），僵蚕钱半，龙骨一钱，甘草三分，酒引。

如伤重者，再服：槐角一钱，元胡二钱，当归钱半，小茴钱半，云皮一钱，腹皮一钱，红花一钱，苍术一钱，茯苓一钱，甘草二分，藕节引。水煎服。

服后重，肚肿不食，再服：灵仙、僵蚕各□钱，小茴一钱，血竭一钱，紫荆皮一钱，龙骨（煅）一钱，寸香一分，人中白一钱，红花钱半，茯苓一钱，甘草二分。共末，好酒调服，每次五钱。

伤膀胱

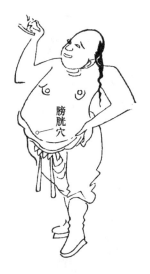

膀胱穴

肚膨不消，小便不通。

宜服：猪苓一钱，泽泻一钱，车前一钱，槟榔一钱，小茴一钱，木通一钱，桔梗□，陈皮钱半，杜仲一钱，良姜八分，大黄一钱，桑寄生钱半，法半一钱，青皮一钱，甘草二分，灯心、生姜引。

伤乳上

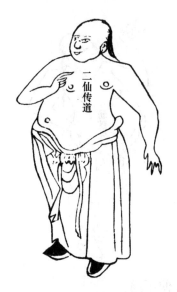

二仙传道

　　名为二仙传道。伤者若重，四肢麻痹，宜服方。当归钱半，桂枝一钱，羌活钱半，细辛四分，寸香一分，木香八分，乳香、没药（去油）各二钱，牛蒡子一钱，灶心土一钱，酒引。

　　不好，再服：三七钱半，沉香一钱，云皮一钱，红花钱半，杏仁一钱，当归钱半，菟丝子二钱，法半一钱，甘草二分，枣肉十个，童便引。酒煎服。

受伤左右两边乳下二指

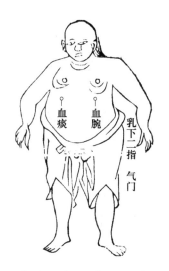

左边气门血腕，右边血气血痰。受伤者，三朝一七，吐血而亡。血本养命之源，四肢不起，上下气血不接。宜服：苍术一钱，厚朴一钱，陈皮一钱，枳壳钱半，香附钱半，砂仁钱半，木香一钱，神曲钱半，加皮二钱，菟丝钱半，灯心、酒引。又用银花一把，炖公猪肉吃。

再用通行打伤汤：大黄一钱，芒硝一钱，苏木钱半，红花钱半，桃仁七个，小茴一钱，川膝一钱，甘草二分，寄生一钱，骨风钱半。酒煎服。

服后，看血或紫或黑，如紫者，再服：朱砂八分，三七钱半，故纸钱半，桔梗一钱，赤芍一钱，茯苓一钱，乌药一钱，独活一钱，当归钱半，甘草二分，红枣五枚。酒煎服。

后虚肿，服：人参三分（无，北条参五钱），赤芍一钱，山药一钱，当归钱半，白芍钱半，肉桂钱半，北芪二钱，乌药一钱，甘草二分，福元引。酒熬服。

伤右气血门

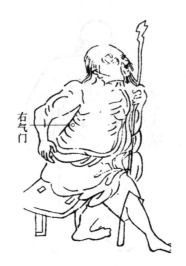

右气门

　　伤右气血门，乃大穴，闭死在地，要拿沟子穴。服药：木通钱半，桂枝二钱，赤芍一钱，茯苓二钱，半夏一钱，甘草二分，红花钱半，青皮钱半，陈皮钱半，羌活一钱，苏叶一钱，桑白皮一钱，腹皮一钱。酒熬服。

　　又再服：桃仁七个，红花钱半，乳香、没药（去油）各一钱半，当归二钱，法半一钱，苡仁二钱，木通一钱，甘草二钱，姜、酒引。水煎服。

伤净瓶穴

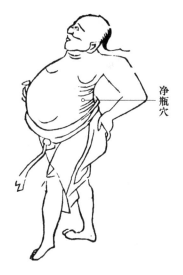

净瓶穴

伤净瓶穴，乃大穴。伤者，作寒热，或半年，或一年，咳嗽不止，吐血，潮热不息。药方：三七一钱，木香八分，桃仁七个，红花钱半，乳香、没药（各去油）钱半，血竭一钱，苍术一钱，升麻五分，苡米钱半，甘草二分，紫草茸一钱，胆草一钱，藕节引。酒熬服。

外用敷药：水银五钱，栀子五钱，红花三钱，加皮五钱。四味共研末，用小鸡一只，同捣极烂，敷上药即愈。

再服：木香八分，茯苓一钱，白术钱半，官桂八分，地榆一钱，蒺藜二钱，干葛一钱，生地二钱，桑白皮一钱，莪术一钱，甘草二分，藕节引。酒熬服。

伤肚角

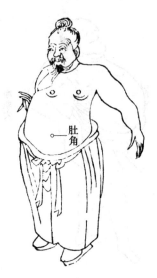

肚角

　　肚角乃大穴，伤者饮食不进，往上攻，腹中疼痛，冷汗不止，乃伤大肠，急宜服药。肉桂八分，茯苓一钱，柴胡一钱，腹皮一钱，枳实一钱，厚朴一钱，熟地四钱，丹皮一钱，木香六分，姜、酒引。熬服。

　　服后，看他轻重如何，若重再服：黄芩一钱，赤芍钱半，乳香、没药（去油）各七分，乌药一钱，山药一钱，红花钱半，甘草二分，藕节、酒煎服。

伤命宫

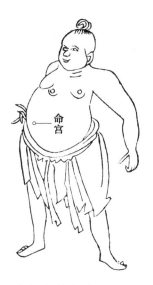

伤命宫，大穴，呼吸咳嗽疼痛，吐血，久则成痨，吐血而死，必须服药。枳壳一钱，厚朴一钱，红花钱半，麦冬一钱，血竭一钱，菟丝子一钱，细辛五分，沙参三钱，当归一钱，然铜一钱，蒺藜二钱，灵脂一钱，童便、生姜二片。酒熬服。

再服：川芎一钱，蒺藜二钱，独活钱半，白芷一钱，瓜蒌仁（去油）一钱，栀子一钱，桔梗一钱，香附一钱，僵蚕一钱，红花一钱，甘草二分，升麻八分，姜、酒引。

四穴受伤

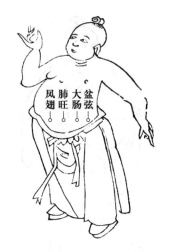

川芎一钱，乌药一钱，法半一钱，木通一钱，石耳□钱，红花一钱，故纸一钱，小茴一钱，红曲一钱，胡椒三钱，生姜三片，童便、酒引。

再服：肉桂八分，三七一钱，红花一钱，青皮一钱，枳壳二钱，厚朴一钱，加皮一钱，枣仁一钱，川膝一钱，君子五个，红枣三枚。酒熬服。

后看轻重如何，再服：箭芪、茯苓各二钱，当归二钱，故纸二钱，砂仁二钱，乳香、没药（去油）各一钱，红花二钱，桂枝一钱，桔梗二钱，黄柏一钱，木通二钱，连翘钱半，木香八分，甘草二分，童便、酒引。

伤童子骨

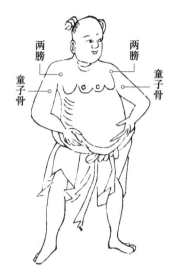

两膀　　　　　两膀

童子骨　　　　童子骨

看他断未断，若断，肿连骨节，疼痛难忍，胁下刀割。或伤在上者，失于腕膊；在中者，失于骨节；在下者，失于腕。打断者，先用移掇，后用敷药。土鳖十个，红曲四钱，地牯牛七个，然铜五钱，乳香、没药（去油）各一钱。用小鸡子一只，同糯米饭一盏捣极烂，敷上痛即止。

再服接骨丹：然铜一钱，当归二钱，虎骨一钱，小茴一钱，白芷一钱，寸香一分，川芎一钱，乳香、没药（去油）各一钱，官桂八分，血竭一钱，乌药一钱，粉草二分，白芍钱半，厚朴一钱，独活一钱，土鳖一钱，猴骨一钱。共末，每服二钱，看病上下加引，酒调服。忌牛肉、脚猪、母猪，并一切自死之物，及忌生冷。

伤封口穴

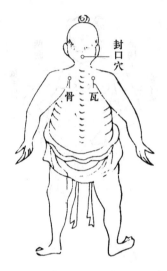

　　重者，舌尖噜出，饮食不进，言语不清，头抬不起。伤于骨节，要拿对口穴，必须服药。

　　肉桂八分，茯苓一钱，白芷一钱，云皮、红花钱半，熟地四钱，寸香二分，枳壳一钱，木香一钱，甘草二分，福元肉五枚，酒引。水煎服。服药后，舌不能收者，再服萝卜即愈。

伤人空

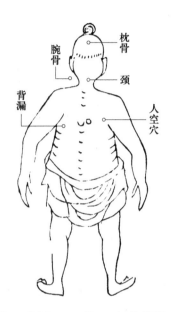

枕骨
腕骨
颈
背漏
人空穴

伤人空大穴者，半年、一载，咳嗽黄肿，四肢无力，子午潮热。服方：当归钱半，泽兰钱半，碎补一钱，川芎一钱，地榆一钱，阿胶一钱，全毛狗一钱，槟榔一钱，红花钱半，乳香、没药（去油）各一钱，苍术一钱，菟丝子一钱，甘草二分，福元肉五枚。酒熬服。

服后，看他轻重如何。重者，再服：阿胶二钱，桃仁七个，归身钱半，红花钱半，乳香、没药（去油）各一钱，秦艽一钱，续断一钱，紫苏一钱，红枣引。酒熬服。

再服平胃散：苍术一钱，陈皮二钱，砂仁二钱，厚朴一钱，箭芪二钱，枸杞二钱，香附一钱，菟丝子一钱，加皮一钱，黄芩一钱。蜜丸梧子大，每服三钱，忌葱。

伤背脊、颗梁穴

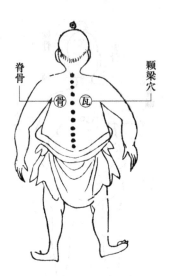

　　此为大穴，肺贴相连，如伤者，身无力，头晕不起，疼痛难当，咳嗽吐血，伤肺经。服药：地榆一钱，桃仁七个，红花一钱，乳香、没药（去油）各一钱，猴骨一钱，虎骨一钱，桑寄生一钱，阿胶二钱，木香六分，土鳖十个，碎补二钱，龙骨一钱，粟壳一钱，甘草二分，红枣五枚，童便、酒引。

　　外用敷药：金毛狗五钱，地榆五钱，红花三钱，乳香二钱，没药二钱，韭菜根一把。合捣烂敷上。

　　又服药：熟地四钱，茯苓二钱，白芷一钱，秦艽一钱，木香八分，桔梗、羌活各一钱，杜仲一钱，千年健一钱，龙骨一钱，阿胶二钱，甘草二分，泽兰钱半，乌贼骨一钱。好酒熬服。

伤腰骨、腰眼

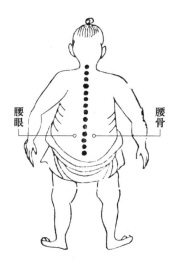

腰眼　　　　　　　腰骨

伤腰骨、腰眼，大穴，或棍打、拳伤。棍打者，必要服药；拳伤者，方可治腰与背脊，腰不能起，就服药。方：肉桂八分，龙骨八分，鹿筋二钱，杏仁一钱，加皮二钱，红花一钱，虎骨一钱，土鳖一钱，香附一钱，贼骨一钱，木香六分，甘草二分，藕节、酒引。

外用敷药：肉桂一钱，白芥一两，乳香二钱，没药二钱。共末，鸡子清调敷。

又服方：茜草、桂枝各一钱，茯苓二钱，丹皮一钱，碎补钱半，刘寄奴钱半，故纸钱半，加皮一钱，甘草二分。童便、好酒熬服。

伤尾结骨

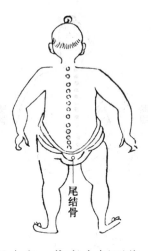

尾结骨

各铜瓶滴水，乃大穴。伤者大便不收，小便长流，腹内疼痛，必要服药。附子一钱，当归钱半，箭芪二钱，茯苓二钱，白芍一钱，茯神二钱，血蝎一钱，陈皮一钱，乳香、没药（去油）各一钱，升麻四分，小茴一钱，元胡钱半，甘草二钱，红枣三枚引。

看他轻重如何，重者，血入小便，不治，腰乃肾之脉，肾将败矣。如大便已收，小便方清，再服：车前子钱半，故纸钱半，猪苓一钱，桂枝一钱，丹皮一钱，然铜八分，沉香一钱，木香八分，乌药一钱，僵蚕一钱，甘草二分，红枣三枚引。

伤下窍封门穴

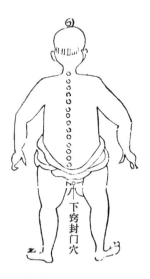

下窍封门穴

　　伤者轻重如何，重者晕死在地，肾子入腹，即用手往下扯。用灶鸡子十个，灶心土三钱，烧红锅内，即放灶鸡入红锅内，酒炒，速取起，入酒罐内。肾子用手拿定，未活，到沟子穴拿一把即活。宜服药：琥珀八分，乳香、没药（去油）各一钱，牡蛎（煅）一钱，五味一钱，禹余粮一钱，故纸钱半，肉桂八分，丹皮一钱，红花一钱，茯苓二钱，木瓜一钱，大茴一钱，独活钱半，甘草二分，灶心土、酒引。

　　又方：滑石一钱，乌药一钱，枣皮一钱，朱砂八分，人中白（煅）一钱，茯苓一钱，紫荆皮一钱，川朴一钱，甘草二分，莲子五枚，酒引。

伤吊筋

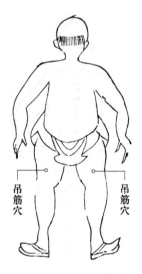

吊筋穴　　　　　吊筋穴

伤吊筋，乃小穴也，方可服药。

地南蛇一钱，熟地三钱，当归钱半，胆草一钱，鹤膝风二钱，灵仙一钱，碎补二钱，寄奴一钱，木通一钱，加皮二钱，川膝二钱，甘草二分，木香六分，米酒引。

伤膝盖、膝眼

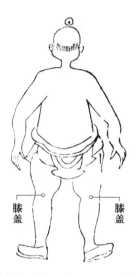

膝盖　膝盖

　　或跌伤，必要移掇服药。押后，以加皮二钱、红曲二钱、栀子五钱、川椒三钱、胡椒三钱，共研末，韭菜根一把、五爪龙、即乌骨鸡也，共八味捣烂，敷上即愈。服药方：加皮三钱，川膝二钱，升麻五分，苍术一钱，胆草一钱，独脚连一钱，工鳖一钱，木通一钱，红花二钱，木香八分，过江龙一钱，沙参二钱，木瓜钱半，甘草二分，酒引。

　　如棍伤膝眼者，疼痛难当，须敷栀子、没药、乳香、花椒、姜、葱、土鳖，共捣烂。敷上就服后方：当归一钱，胆草一钱，川膝二钱，虎骨一钱，乳香（去油）一钱，生地三钱，南蛇一钱，木瓜一钱，赤芍一钱，加皮根、酒引。

伤脚背穴

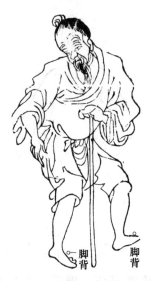

脚背

脚背

　　肿者，不宜打针，只宜用敷药可也。红花五钱、乳香五钱、泽兰五钱，共研末，鸡子清调敷。

　　服后方：升麻八分，元胡一钱，当归钱半，乳香一钱，没药一钱，苏木钱半，加皮二钱，红花一钱，乌药钱半，灵仙二钱，胆草一钱，血竭一钱，甘草二分，牛蒡子钱半，木通钱半，藕节引。酒煎服。

上部十分沉重末药方

　　琥珀一钱，血竭一钱，朱砂一钱，赤金百张，三七一钱，上桂一钱，土鳖五钱，木香三分，寸香一分，然铜一钱，马钱五钱，白蜡七分，荆芥一钱，天麻五钱，白芷五钱，羌活三钱，红花三钱，甘草一钱。共末，酒送三钱。

中部十分沉重末药方

血竭一钱，神砂一钱，儿茶一钱，白蜡三钱，红花三钱，上桂一钱，川乌一钱，当归五钱，茯苓五钱，泽泻二钱，泽兰三钱，乳香三钱，没药三钱，郁金五钱，木香二钱，杜仲五钱，故纸五钱，大茴一钱，生地五钱，灵仙二钱，甘草一钱。共末，酒送服下三钱。

下部十分沉重末药方

三七一钱，上桂一钱，红花五钱，木香三钱，陈皮五钱，牛膝五钱，木瓜五钱，苡米三钱，加皮三钱，沉香一钱，乳香一钱，没药一钱，寸香二分，独活钱半，然铜三钱，龙骨一钱。共末，酒送下三钱。

全身受伤水药方

生地三钱，当归二钱，桔梗一钱，柴胡钱半，骨风一钱，牛膝二钱，胆草、杜仲二钱，故纸钱半，木香三分，乳香一钱，没药一钱，粉草三分，酒曲钱半。服后发出汗，小效。

补损虚伤，大损加肉桂

生地二钱，熟地五钱，茯苓二钱，木香六分，骨风一钱，虎骨一钱，龙骨一钱，甘草一分，地风一钱，泽兰一钱，碎补一钱。共末，谷酒送下二钱。

七厘散

虎骨三钱，乳香二钱，没药二钱，然铜二钱，血竭一钱，小茴一钱，木瓜钱半，寸香一分，朱砂五分，土鳖一钱。共末，每服只用分不用钱。

跌打末药方

土鳖十个，然铜五钱，龙骨钱半，三七一钱，肉桂八分，血竭一钱，辰砂一钱，红花一钱，沉香一钱，丁香一钱，虎骨二钱，归尾三钱，南木香一钱，乳香一钱，没药一钱。水、酒各半煎服。

又方：独活一钱，杜仲二钱，故纸二钱，小茴一钱，续断一钱，碎补一钱，枳壳钱半，秦艽钱半，枸杞二钱，覆盆子一钱。水、酒各半煎服。

又接骨敷药：附子一钱，肉桂一钱，寸香一分，没药一钱，乳香一钱，生姜二两，葱七根。先将姜、葱捣烂，用烧酒放锅内炒过，再用药末合方匀调敷。

接骨方

用桂花木皮刮去粗皮，取雄鸡炖服。

又接骨疼痛神效方：乌药二钱，虎骨一钱，乳香钱半，儿茶二钱，川芎二钱，香附一钱，木香一钱，生地二钱，槟榔钱半，胆草钱半，红花钱半，桂枝钱半，五加皮二钱，甘草二钱，半边莲钱半，砂仁钱半，苡米二钱，地南蛇二钱，故纸二钱，灵仙二钱，三七钱半，杜仲一钱，肉桂一钱，桑寄生二钱，七叶一枝花钱半，牛膝二钱，木瓜二钱，归尾二钱。共末，酒调敷。

又方：苏薄荷五钱，胆草三钱，大黄一两，荆芥五钱，细辛三钱，白芷四钱，枯草三钱，条芩三钱，当归三钱，菊花三钱，生栀子五钱，羌活五钱，红花三钱，川芎三钱，生地三钱，虫退三钱，黄柏三钱，麻黄三钱，防风三钱，木贼三钱，千里光（即九里光）五钱。共末，以酒调敷。

全身敷方

神曲六钱，赤芍二钱，川乌二钱，草乌一钱，青皮一钱，炮姜一钱，红花五钱，清香二钱，归尾四钱，乳香、没药（去油）各五钱，山柰二钱。俱生用，糯米、糍粑共捣敷患处。

又敷：灵仙苗一两，大黄豆（生，研末）一茶杯，锯锯藤，泽兰，土三七叶。背如痛，先以热烧酒浸淋，随以贝母研末搽上。

两手　以慈藤、地风、千年健（研末）、野苎麻苗、八连麻，共捣烂，用米酒调敷患处。加寸香一分。

两脚　陈茄根二两，续断五钱，鲜碎补五钱，鲜风藤五钱，鲜寄奴一两，马兜铃五钱，老生姜四两，鲜童便调敷。

又敷损伤方

蕨苔粉四两，寸香一分，安桂一钱，古月七粒，碎补三钱，川乌、附子、穿山甲、苏薄荷、威灵仙各三钱。俱生用，共研细末，取生姜汁调敷。

破伤小肚肠出，即将净麻油少许润肠，以手轻轻揉入后，即以男子长头发缝好外皮，以真三七热水泡润，切长片，左七（右九），缝中取生鷄鸡胸口皮，贴上封患处。外再以食盐炒干少许，和洁净黄泥捣极溶，敷鸡皮外和伤处。过三七日，待泥干自落，又取杜仲、故纸、五加皮、川膝、熟苡米、扁豆壳内光壳各等分，共研细末，每二三钱，绿豆汤调服五六次。三日后，用鲜公猪内炖烂，和绿豆汤服半月。鸡毛伏内则咳，以荞麦作饼食，咳止为度。

全身服

十大功劳两半，青皮一两，羌活六钱，柴胡五钱，大救驾一两，三棱两半，莪术两半，赤芍八钱，铁扫帚二钱，泽兰一两，南藤一两，血藤八钱，马鞭草一两，川瓜八钱，白芷五钱，杜仲一两，故纸五钱，香附三两，乳香二两，没药二两，然铜二两（七七聚），红花五钱，枳壳一两，川乌一两，白芍两半，木贼一两，川膝一两，荆皮八钱，风藤一两，桃仁一两，肉桂五钱，茅根一两，土鳖一两，生酒、红曲引。

上身加柴胡、川芎；脚加川膝、寄奴；腰加加皮、木瓜、杜仲；头加川芎；止痛加乳香、没药、生甘草（研末）二两；打死血加苏木；瘦人加玉竹；年老加熟地一两；两胁加柴胡；伤胸口用胡椒二十粒；左手加桂枝；右手加南藤；两眼加谷精草、龙胆草；关节不通加寸香；小便不通加木通、车前仁；大便不通加大黄；旧伤加广郁金；浮肿加防己；吐血加洋参；心神恍加朱砂；屙血加紫河车；右胁香附、枳实；左胁加桃仁、红花；上服指甲，中松节，下破锢钱；肾上加川楝子、小茴。

又损伤服

归尾（酒洗）五钱，石南藤（生用）一两，碎补（酒浸一日，炒）一两，寄奴（酒炒）一两，香附米（童便浸一日晒干，再以盐酒醋炒）一两，续断（酒炒）五钱，甜安桂（去皮）五钱，真三七（生用）五钱，台乌（生用）五钱，广木香（不见火）三钱，枳实（生用）五钱，红花（生用）三钱，泽兰（生用）五钱，大救驾（生用）一两，铁扫帚一两，打不死一两，血藤（切片，酒炒）一两，铁马鞭（红大者）一两。如打伤吐血者，加过江龙（生用）五钱、地鳖（去黑屎，生擂细末）七个、红面三钱。上药除过江龙、红面，各依法炮制，共研细末，每服加土鳖七个擂碎，冲酒服。欲急止痛者，加乳香、没药（去油）各五钱，但乳、没能凝滞气血，不用者更妙。

治肘前、小胫损错

秦艽一钱，桂枝一钱，南藤钱半，风藤钱半，川膝钱半，甜三七一钱，肉桂一钱，白芍一钱，青皮钱半，广香八分，续断钱半，虎骨一钱，川芎钱半，莪术一钱，红花钱半，加皮一钱，洋结钱半，乌药一钱，泽兰钱半。

用药分两轻重得宜

凡前所立诸方，未会注分两者，原恐伤之轻重不一，故此难定。倘若用时，务宜斟酌轻重、君臣佐使用之，不致误人，慎之。慎之。

总 书 目

扁鹊脉书难经　　　　　　　　　　医圣阶梯

伤寒论选注　　　　　　　　　　　诸证提纲

伤寒经集解　　　　　　　　　　　颐生秘旨

伤寒纪玄妙用集　　　　　　　　　医学集要

伤寒集验　　　　　　　　　　　　医理发明

伤寒论近言　　　　　　　　　　　辨证求是

重编伤寒必用运气全书　　　　　　温热朗照

伤寒杂病论金匮指归　　　　　　　四时病机

四诊集成　　　　　　　　　　　　治疫全书

秘传常山杨敬斋先生针灸全书　　　疫证治例

本草撮要　　　　　　　　　　　　袖珍小儿方

（新编）备急管见大全良方　　　　类证注释钱氏小儿方诀

（简选）袖珍方书　　　　　　　　儿科醒

经验济世良方　　　　　　　　　　外科启玄

师古斋汇聚简便单方　　　　　　　疡科选粹

新锲家传诸证虚实辨疑示儿仙方总论　王九峰医案

静耘斋集验方　　　　　　　　　　医贯辑要

普济应验良方　　　　　　　　　　棲隐楼医话

苍生司命药性卷　　　　　　　　　医学统宗

（新刊东溪节略）医林正宗　　　　仁寿堂药镜